FUERA DE SINTONÍA
Lo imperfecto de una perfección

El Desorden de la Integración Sensorial y sus fascinantes
esperanzas.

Si no eres productivo, si no llegas a tus metas… aquí
encontrarás la ayuda que despejará el camino a tus sueños.

Autismo, Asperger, Déficit de Atención y más

Por Sandra Ochoa.

ISBN:1543133630
ISBN-13:9781543133639

DEDICATORIA

Dedico este libro a todos aquellos padres o tutores que se han encontrado con una realidad que los dejó en estado de shock, generando miedos y ansiedades, con eternas noches sin dormir debido a no saber cuál es el camino a seguir, o a quién recurrir para calmar sus corazones angustiados y desolados.

Quiero decirles que no están solos, que hay muchas personas, familias que han sentido que el mundo se terminaba, que la capacidad de entender en un principio no estaba ahí, pero también les digo que sí hay salida y hay recursos, tanto en el campo neurológico, biológico, educacional, psicológico, terapéutico ocupacional, y en otros.

Mi enfoque es en el trabajo desde un punto noble y

holístico que va mucho más allá de lo convencional que trata los síntomas y no la raíz del problema.

Con todo el amor dedico también este libro a mis hijos Alex e Isabella que han estado siempre conmigo y me han dado la fuerza para seguir adelante día tras día. También una dedicación más que especial a mi mami Isabel, que ha sido mi puntal, el que nunca me ha faltado y que me ha mantenido por tanto tiempo con su amor de madre, con su gran ejemplo de trabajo y perseverancia, siempre activa, siempre soñando, haciendo realidad todo lo que se propone, una mujer que ofrece todo lo que tiene porque su corazón es gigante.

Gracias a mi hermano Jorge, a Mariela y a Niki, querida familia que con sus palabras a la distancia siempre siento que me abrazan.

AGRADECIMIENTOS

Mi gran agradecimiento a todos las personas que me ayudaron a darle forma y sustancia a la intención y el deseo de compartir con el mundo una información muy necesaria revestida de un mensaje alentador.

Este libro pertenece a una edición especial de la Academia del Pensamiento y por eso mi gran agradecimiento a Lázaro Bernstein y a Mario Corona, mis queridos mentores que han hecho este sueño posible.

De todo corazón, muchas, muchas gracias.

Indice

Capítulos

Prólogo

Fuera de sintonía es un libro que intenta ayudar a entender las causas de conductas que interfieren con el diario vivir de muchos niños y personas en el mundo.

Aquí encontrarás una reseña básica informativa así como también guías de ayuda a seguir.

Tengo una gran motivación al escribir este libro porque desde hace un tiempo he podido ver que hay una suma necesidad de conocimiento y entendimiento en un área muy especial del campo de la salud, *el desorden de integración sensorial*, que hace que los niños, jóvenes o adultos que la padecen vivan sin poder ser productivos y sin alcanzar sus metas, esto porque perciben el mundo que los rodean de una manera diferente, lo que se asemeja a una vida "fuera de sintonía".

Basándome en las abrumadoras estadísticas de la cantidad incrementada de condiciones de hoy en día, seguramente tienes en casa, o conoces a alguien que tenga un niño con dicho desorden, y que a partir de este se les fue dado un diagnóstico tal como autismo, asperger, déficit de atención con hiperactividad, u otro de características similares, donde todos ellos comparten síntomas de no tener una integración sensorial adecuada. Este desorden puede tratarse y resolverse siguiendo pasos ya probados por la ciencia y utilizados por una gran cantidad de especialistas convencionales y holísticos.

Mi interés es tratar la causa del problema, y no los síntomas solamente. Hoy en día la medicina funcional está en auge, porque es menos invasiva para el cuerpo.

Típicamente, a través de todos los sentidos, nuestro cerebro recibe información sensorial de nuestro cuerpo y alrededores, interpreta estos mensajes, hace una integración, y los organiza generando las respuestas adecuadas. Ésta sincronizada secuencia es un proceso constante que nos ayuda a sobrevivir.

Muchos presentan una disfunción en el procesamiento de la Integración Sensorial, conllevando a no tener una vida típica, a ir por un camino lleno de escollos, porque no les es fácil adaptarse rápido a los constantes cambios que hay alrededor, en cualquier ámbito en que se encuentren. Puedo expresar que existe una gran incertidumbre general que produce mucha ansiedad en la misma persona que la padece y en los seres que la rodean, ya que estos no saben cómo reaccionar o cuál sería la solución para ponerle fin a momentos de tanto estrés.

La sabia naturaleza nos dota de una maquinaria perfecta para vivir y mi intención es ser una compañía para ayudar a llegar a la ansiada y muy posible solución.

Aquí, caminaremos juntos a través de lo imperfecto de esta divina perfección.

ACERCA DE LA AUTORA

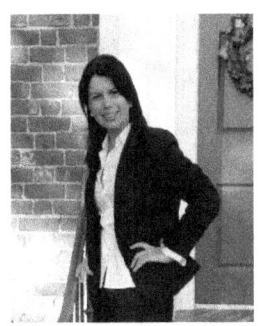

Nací en Argentina, y actualmente vivo en Estados Unidos con mi familia, la que me alienta y me impulsa a seguir cada día adelante.

Teniendo ya publicado un libro que ha llegado a ser Best Seller en el 2015, me complazco en presentar aquí mi segunda obra desde lo más profundo de mi corazón.

Después de mucho estudio y observaciones con gran preocupación y atención a través de los años, me he dado cuenta de que el ser humano es una maquinaria divina y perfecta de la naturaleza, pero muy compleja en su trabajo de mantener un balance constante para que esta perfección se dé.

Soy coach de salud y nutrición integrativa graduada del Institute of Integrative Nutrition con sede en Nueva York, que posee una filosofía holística e integrativa. Mis bases educativas biológicas y de tecnología bioquímica fueron formadas en Buenos Aires, Argentina con estudios continuados en Estados Unidos.

Tengo gran experiencia en el mundo de la salud pública, habiendo trabajado por años con niños y adultos en ambos países. Algunos de estos años fueron en estudios de investigación de la Universidad de Miami de Florida.

En este momento imparto sesiones educacionales de salud holística y nutrición integrativa a nivel local e internacional; y también asesoría para padres de niños que tienen un programa de educación individualizado en las escuelas.

Algo que me complementa con gran satisfacción, es ser Facilitadora y Consultora del desarrollo personal, de la Academia del Pensamiento de Miami, Florida, entidad que cada vez tiene más presencia y reconocimiento internacional.

Mi cercanía con el mundo del desorden del procesamiento sensorial me ha dado un poder que me mueve cada día a llegar a más familias con el fin de que puedan integrar totalmente a sus seres amados a los pasos de un tiempo que galopa y no espera, llevándose todo por delante.

CAPÍTULO UNO

EL DESORDEN DE LA INTEGRACIÓN SENSORIAL

El procesamiento sensorial

¿Qué es, cómo funciona?

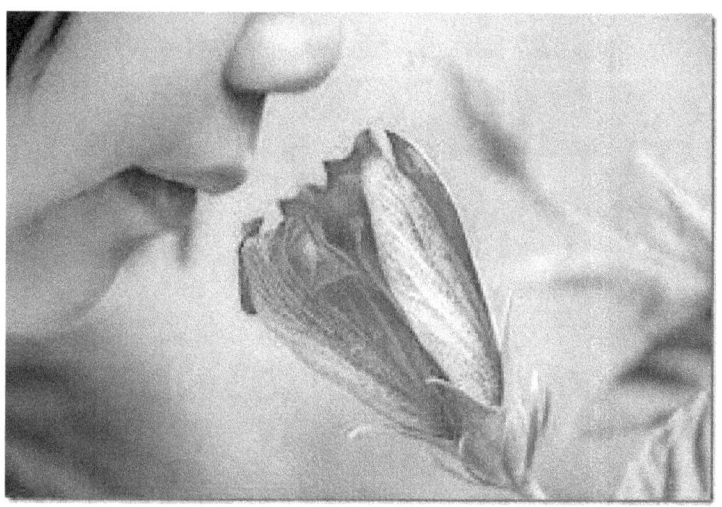

El procesamiento sensorial fue muy estudiado y trabajado por la psicóloga, terapista y educadora Anna Jean Ayres en 1972, ella le dio el nombre de Integración sensorial, este concepto se entiende como el *"proceso neurológico que organiza las sensaciones del propio cuerpo y del ambiente y hace posible usar el cuerpo de manera efectiva y apropiada en todo lugar".*

Toda la integración sensorial se lleva a cabo en el sistema nervioso central, en el cerebro, y es sumamente importante porque es justamente esta integración la que nos hace producir las respuestas precisas y adecuadas, y de la que depende que podamos actuar apropiadamente en todo momento.

La integración sensorial es necesaria para poder interactuar socialmente, desarrollar el control motriz y aprender.

Los sentidos de la vista, la audición, el gusto, el tacto, el olfato , el movimiento y el equilibrio, son fundamentales para que se desarrolle la capacidad de aprender y funcionar en cualquier ambiente.

Nosotros tenemos la tendencia de considerar que los sentidos son algo separado, pero no, estos funcionan en conjunto para darnos una visión confiable del mundo. Dependemos de una buena integración de las funciones sensoriales para vivir.

Rasgos del Desorden de la Integración Sensorial

En el Desorden de la Integración Sensorial, los niños o personas de más edad, tienen dificultad para integrar la información sensorial; por ejemplo cuando ven y oyen cosas al mismo tiempo, como por ejemplo una persona hablando, ésta les puede parecer que está desincronizada.

Es muy común ver que las funciones cognitivas no son las adecuadas, lo que interfiere con el aprendizaje, les cuesta más que a sus compañeros porque hay muchas distracciones provocadas por sensaciones que les molesta mucho, como ruidos que otras personas no perciben, o la textura de su propia ropa, olores o movimientos rápidos, y otros, todo esto lleva a la falta de atención, de enfoque y de concentración, por lo tanto los momentos de instrucción y conceptos enseñados en una clase, se pierden.

El procesamiento sensorial preciso es primordial para poder y ser productivos, y además poder funcionar e interactuar con la sociedad de acuerdo al ambiente en que nos encontremos. Es un sistema de supervivencia.

Quiero destacar que hay muchísimas personas entre nosotros que padecen de una forma leve o más profunda de este desorden, que nunca han sido tratados, estas personas pueden funcionar en sociedad pero les cuesta, por lo general sus días no son los mejores, viven de mal humor, viendo todo negativo, con poca o nada producción en sus proyectos, etc. y así van por la vida, sin ocuparse de esa parte que les haga el camino más fácil.

Lo importante es saber que hay solución y que con la atención adecuada estas personas pueden tener vidas normales, como estudiar, tener una ocupación, formar familias y ser exitosos y felices. Es muy importante actuar a la brevedad, en cuanto una situación semejante se detecte, entonces trabajar en los orígenes, las causas y no solamente en enmascarar los síntomas.

Esta condición interfiere con:

• Aprendizaje.

• Desarrollo del lenguaje y la comprensión.

• La conducta, tener relaciones sociales saludables y hacer amigos.

• La autoestima.

Los niños con desorden de la integración sensorial (SID, por sus siglas en inglés), tienen una inteligencia normal.

Las dos sensibilidades

Hay dos formas que se destacan en las que se puede ver los problemas de tipo de procesamiento sensorial y estas son la **hipersensibilidad y la hiposensibilidad.**

Podríamos ver que durante el día el niño actúe de una u otra forma y a veces se pueden presentar juntas, dependiendo de que el niño reaccione a un estímulo que le moleste y que a la misma vez sea indiferente a otro.

El niño que evita sensaciones o que busca excesiva estimulación y que tiene problemas de conducta, ese se puede decir que es un niño *fuera de sintonía.*

Hipersensibilidad: reaccionan más de lo normal.

Hiposensibilidad: no reaccionan o son menos sensibles de lo normal.

Hipersensibilidad

- Evitan ser tocados como cuando se los peina, se les cortan las uñas o simplemente un abrazo.
- No les gusta los movimientos bruscos.
- No les gusta trepar o columpiarse.
- Pueden tener problemas para entender dónde está su cuerpo en relación a otros objetos o personas.
- No les gustan las luces brillantes ni los ruidos fuertes, tampoco los lugares muy concurridos como tiendas, cines, restaurantes, etc.
- Vestimentas cuyos materiales les molesta, les pica o les irrita; por lo general no toleran las etiquetas o cualquier cosa que sobresalga.
- A veces se distraen con ruidos de fondo que otros parecen no escuchar.
- Ciertos sabores u olores les resultan muy desagradables y no los pueden tolerar.

Hiposensibilidad

- Pueden tropezar con cosas y parecer torpes.
- Tener dificultad para medir la fuerza que aplican, por ejemplo: hacer trazos muy marcados, romper el

papel al borrar, o posar los objetos con demasiada fuerza.

- No entender qué es el espacio personal incluso cuando los niños de su edad ya lo hacen.
- Tener una tolerancia extremadamente alta al dolor.
- Ser muy inquietos e incapaces de sentarse tranquilos, muchas veces meciéndose.
- Les gustan actividades como saltar, chocarse y estrellarse.
- Disfrutar de presión profunda como abrazos muy apretados.
- Desear movimiento intenso y/o giratorio, les gusta dar vueltas de pie sobre sí en un mismo lugar.
- También saltar en trampolines, en el aire les es muy placentero.

¡No son 5 sentidos, son 7!

Aquí quiero explicar dos de los sentidos que también tienen un papel preponderante.

El sentido propioceptivo

A diferencia de los cinco sentidos de exterocepción como la visión, el gusto, el olfato, el tacto y la audición, por los que percibimos el mundo exterior, la propiocepción es un sentido de interocepción por el que se tiene conciencia del estado interno del cuerpo.

El siguiente párrafo tiene una descripción muy bien explicada de lo que es este sentido.

La propiocepción es el sentido que informa al organismo de la posición de los músculos, es la capacidad de sentir la posición relativa de partes corporales contiguas. La propiocepción regula la dirección y rango de movimiento, permite reacciones y respuestas automáticas, interviene en el desarrollo del esquema corporal y en la relación de éste con el espacio. Otras funciones en las que actúa son el control del equilibrio, la coordinación de ambos lados del cuerpo, el mantenimiento del nivel de alerta del sistema nervioso y la influencia en el desarrollo emocional y del comportamiento.

El aparato vestibular

El sistema vestibular, en la mayoría de los mamíferos, es el sistema sensorial del equilibrio y la orientación espacial que contribuye a la coordinación de los movimientos y mantenimiento del balance.

Tres sistemas cooperan en el mantenimiento del equilibrio:

1-El sistema del oído interno o sistema vestibular.

2-El sistema visual.

3-Propioceptores: Receptores repartidos por todo el cuerpo e informan de la posición de las articulaciones y músculos.

El cerebro utiliza la información del sistema vestibular en la cabeza y de la propiocepción en todo el cuerpo para entender los movimientos, incluyendo su posición y aceleración, a partir de un momento dado a otro del cuerpo.

El rol de la medicina.

La medicina funcional.

La medicina funcional es integradora, centrándose en los aspectos únicos de cada paciente y luego haciendo intervenciones individuales para restablecer el equilibrio fisiológico, psicológico y estructural del paciente.

La medicina funcional no es un cuerpo único y separado del conocimiento. Se basa en principios científicos e información ampliamente disponibles de la medicina actual   y   convencional,

La medicina funcional utiliza la historia del paciente como una herramienta clave para encontrar y trabajar en la causa del problema.

Las visitas por lo general pueden comenzar siendo cada

3 meses, hasta cada 6 o anuales, dependiendo del plan a seguir de cada paciente.

Análisis clínicos y tratamientos.

En casos de niños o personas que tienen un diagnostico donde se presenta el desorden de la integración sensorial, es muy posible que se hagan análisis clínicos de sangre, de cabellos, de orina y heces, para buscar un déficit o una sobrecarga de elementos químicos.

Con un análisis de sangre se puede detectar si los antioxidantes están muy bajos. Los antioxidantes son muy importantes porque son los que se encargan de proteger la integridad estructural de la célula y sus funciones. Una de las partes importantes a proteger es la membrana celular, pues es a través de ella que viajan los impulsos nerviosos de los estímulos que vienen de todos los sentidos.

Con análisis de orina y heces, se detectan los productos que pueden estar elevados debido a intoxicación con metales pesados que son altamente nocivos para los órganos, especialmente el cerebro. También se analiza la existencia de tipo y cantidad de bacterias, hongos y levaduras.

Por lo general la cantidad de levaduras es muy alta y debe ser minimizada ya que los daños que estas producen en el tracto digestivo se expresan con cambios drásticos en la conducta del niño.

Con el análisis de cabellos, se busca saber si el paciente

está desechando correctamente las toxinas y los metales pesados, como el mercurio, el plomo el aluminio y otros.

La enzima vital MTHFR y el folato

Muchas veces hay pasos químicos biológicos que no llegan a cumplirse para que el sistema del niño produzca elementos esenciales y así mantener el metabolismo en equilibrio.

Una de las moléculas vitales que por lo general falta es una enzima especial, la MTHFR que se utiliza en la producción del tipo de folato que circula en la sangre. Este tipo de folato interviene en una función química importantísima, en la metilación, que es muy necesaria para mantener ciclos que conllevan a la formación de otras moléculas vitales.

La deficiencia de dicha enzima sucede por una mutación genética, le falta un gen, por lo tanto, debe hacerse un estudio de los genes para descubrirla, y si esta deficiencia existe, entonces el niño debería empezar a suplementar la enzima a diario y de por vida, con un suplemento de nutrición para el cual se necesita una receta médica.

Antioxidantes para vivir

Falta de Glutatión, el antioxidante maestro

Los antioxidantes son moléculas químicas naturales que se encargan de proteger las células y los tejidos de los órganos mediante su actuación rápida de contrarrestar la acción nociva a las células de moléculas libres oxidantes (radicales libres), disminuyendo así el llamado estrés oxidativo.

El glutatión es llamado el antioxidante maestro.

Lamentablemente la cantidad de antioxidantes y en especial el glutatión, puede estar disminuída en personas que tienen el desorden de la integración sensorial y en este caso, como en todos, es muy necesario mantener los niveles de los mismos dentro de los rangos normales.

Una de las terapias existentes es la de aplicar cremas con glutatión en la planta de los pies, este lugar es estratégico por el tema de una absorción más rápida que cuando se aplica en otras zonas, aunque la vida media o efectividad de todos modos es corta.

También hay médicos que lo aplican de forma intravenosa, pero tampoco tiene larga duración en sangre.

Para esos dos tipos de aplicaciones se necesita una receta médica.

Una manera noble de suplementarlo es haciendo que las

células lo produzcan naturalmente, esto se logra con parches de aminoácidos aplicados en la piel, no son invasivos o agresivos porque nada va adentro del cuerpo o sistemas ya que la acción de los aminoácidos es solamente crear y mover energía que induce a las células a producir el glutatión y en una cantidad considerable.

Otra manera de suplementar el glutatión es con una alimentación rica en éste para ayudar a elevarlo y mantenerlo cuando los niveles normales en sangre han sido alcanzados.

Una rutina atípica – el no dormir

Esta es una situación muy común, la actividad atípica del cerebro no deja que el ciclo circadiano actúe normalmente. Este ciclo es el que nos induce el sueño naturalmente por las noches, cuando la luz del día ya no está, y también el que nos despierta por las mañanas.

En este ciclo está involucrado un producto llamado Melatonina, un excelente antioxidante, el cual lo producimos naturalmente, y en horas nocturnas aumenta por lo tanto nos empieza a dar sueño pero al despertarnos está disminuida.

Cuando la secreción de melatonina está comprometida se presenta una rutina atípica del sueño conllevando a tener falta de descanso adecuado, lo que produce irritabilidad y más estrés.

POR SANDRA OCHOA.

CAPÍTULO DOS

LA ESCUELA Y SUS DESAFÍOS

Cuando los niños no prestan atención

Fuera de sintonía en clase

Cuando estamos en frente de un caso de déficit de atención, ADD o ADHA si es con hiperactividad, es muy posible que haya Desorden de la Integración Sensorial (SID). A veces esta condición es leve y otras veces más profunda pero los dos niveles, pueden traer aparejado el problema de la falta de atención.

Esta condición, SID se interpone en todos los aspectos de la vida de la persona pues al padecerla el cerebro no puede generar una respuesta apropiada para un determinado estímulo y al preciso momento que se necesite.

Muchas de las veces, al no poder interpretar y elaborar una respuesta apropiada, estos niños prefieren desconectarse y por lo general se los llama "soñadores diurnos", y es ahí cuando sucede la falta de atención.

Es de vital importancia que prestemos atención a estos momentos, los primeros años de vida son claves, aunque a veces no nos percatamos hasta más tarde.

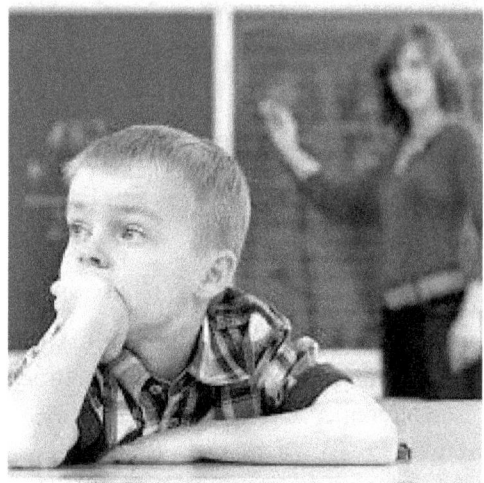

Se dice que estos niños están fuera de sintonía como lo llama la terapista ocupacional experta en temas del desarrollo, Carol Stock Kranowitz, ellos tienen muchos desafíos durante su diario vivir. Lo que está comprometido aquí son los sentidos, pues es por estos que percibimos el mundo que nos rodea y actuamos de una manera lógica al responder adecuadamente.

Cuando no se puede generar esta respuesta precisa, se dice que hay un Desorden de la Integración Sensorial, todo lo que produce esta condición hace que el niño tenga momentos de frustración, los que se pueden presentar con ausencias mentales, o ataques de llanto con movimientos bruscos.

Por ejemplo, cuando está afectado el sentido auditivo, el niño puede oír, escuchar como cualquier otro pero no puede interpretar el sonido o las palabras de la misma manera, al pasar esto, las frases que se dicen tal vez no tengan sentido para él y a veces hay que usar plantillas visuales, imágenes que digan lo mismo que una frase hablada.

El aprendizaje.

Cuando existe el Desorden de Integración Sensorial todo se afecta, en especial el aprendizaje, pues en la escuela o en cualquier entidad pública, social, el niño tiene que actuar e ir por canales comunes a todos, canales creados de una manera general para todos, y no personalizada, entonces, se ven las frustraciones más grandes, porque no puede adaptarse, seguir el hilo "typico", y al no poder seguirlo, surge el malestar que interrumpe todo momento, por lo tanto si esto pasa en la escuela, el aprendizaje se afecta.

Como no puede expresar lo que le pasa, por su lenguaje condicionado, se presenta la frustración, aparece el llanto, gritos, los movimientos bruscos, a veces repetición de palabras que no llevan a expresar el verdadero malestar, o necesidad, y se produce una crisis a todo nivel, el niño sufre y las personas a su alrededor no saben cómo detener tal situación, porque lo que la detuvo o la controló la vez anterior, posiblemente no funcione en esta nueva. Lamentablemente durante esto, se pierde el tiempo de instrucción y es más difícil retomar una clase una vez perdida la secuencia de lo que el maestro ha estado enseñando ese día.

Además muy a menudo estos niños son castigados, enviados a la oficina del principal y a veces suspendidos.

Programa de educación individual- Padres y maestros juntos

El programa de educación individualizada, IEP, pretende dar respuesta a los problemas de aprendizaje únicas de cada niño e incluye metas educativas específicas.

Es muy importante que los padres se involucren en la educación de sus hijos en general, pero más aún cuando tienen una condición que interfiere con el aprendizaje y las actividades escolares.

Se trata de un documento legal. La escuela debe proporcionar todo lo que promete en el IEP.

He aquí un vistazo rápido a lo que el IEP debe incluir, por ley:

• Una declaración del nivel actual de su hijo de rendimiento, ésta describe como le está yendo a su hijo en la escuela ahora.

• Metas educativas anuales de su hijo.

• Apoyo de educación especial y servicios que proporcionará a la escuela para ayudar a su hijo a alcanzar las metas.

• Las modificaciones y adaptaciones que la escuela proporcionará para ayudar a su hijo a hacer el progreso.

• Acomodaciones al tomar pruebas estandarizadas.

• ¿Cómo y cuando la escuela medirá el progreso de su hijo hacia las metas anuales.

• Una planificación de transición que prepara a los jóvenes para la vida durante sus estudios superiores.

En cuanto los padres o tutores tienen algún diagóstico pueden presentarlo a la dirección de la escuela y con esto ya tienen derecho por ley a todos los servicios especiales que ayudarían al niño a través de todos los años de su educación.

También las escuelas podrían tener centros de recursos para padres en donde hay libros e información de actividades y servicios fuera de ellas.

La visión y el aprendizaje.

El sentido de la vista, un aliado increíble!

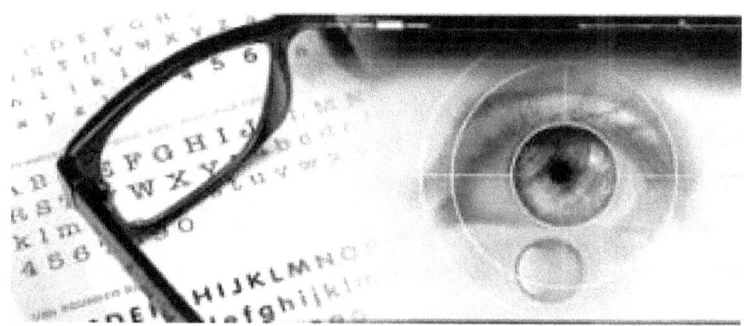

El sentido de la vista, es el más importante de todos los sentidos con los que nos conectamos al mundo exterior. Las imágenes son el mecanismo más eficiente y completo para trasmitir información sobre un estímulo determinado según Carlos Logatt Grabner Doctor en Nse (neurosicoeducacion).

Una fuerte razón por la cual la visión es tan importante para nuestra especie, se debe a que ya para nuestros antecesores en tiempos primitivos, la mayoría de las amenazas eran en su mayoría detectadas visiblemente. Lo mismo que las fuentes de alimentos, agua o las oportunidades reproductivas.

Cuanto más visual es la información que recibe el cerebro, mayores serán las posibilidades de que ésta sea reconocida y guardada en la memoria o recordada.

Este fenómeno es tan dominante e importante como para haber recibido un nombre propio: *Efecto de superioridad pictórica.*

"Una imagen vale más que mil palabras"

Algunos estudios realizados hacen varios años, consideraron que las personas podían recordar más de 2500 imágenes con un 90% de precisión varios días después de haber sido expuestas a ellas por tan solo 10 segundos. Aún cuando pasó un año, el grado de recuerdo era cercano al 73%.

Cuando una imagen era reemplazada y comparada con otras formas de presentación como táctiles u orales, éstas eran menos eficientes y superadas ampliamente por la visual.

Por ejemplo, en una exposición oral, el público presente recordará el 10% de lo escuchado a las 72hs de haber asistido a la presentación. La cifra asciende al 75% si se sumaron imágenes, la calidad de la imagen también cuenta.

Además, la visión es tan poderosa, que puede afectar el funcionamiento de los otros sentidos de forma notable. Esto fue demostrado por un grupo de neurocientíficos de la Universidad de Bourdeaux, Francia, que vertieron unas gotas de tinte inodoro e insípido en vinos blancos, dándoles las particularidades visibles de un vino tinto.

Luego se los dieron a catar a enólogos y se pudo ver que éstos en vez de usar el vocabulario característico utilizado para los vinos blancos, usaban el de los tintos.

La conclusión de los investigadores fue que el olfato percibió lo que los ojos veían.

El procesamiento visual entonces es dominante.

Este procesamiento insume entre el 30 y el 50 % de la energía y tiempo del cerebro.

Los educadores, deberían tener presente estos datos a la hora de trasmitir sus conocimientos. Se debe tener muy en cuenta el poder de la imagen y detalles de las mismas para captar la atención, tales como color, contrastes, orientación, tamaño y por sobre todo, las características del movimiento. En tiempos muy remotos, todas las amenazas se movían, por lo que nuestro sistema visual, desarrolló sistemas muy sofisticados para detectar el movimiento.

Aún las imágenes sencillas en 2D, son adecuadas y a veces mejores que dibujos muy complejos que pueden distraer la atención y ocupar la misma tratando de entenderlos.

Por ello a no olvidar: para una presentación, **Menos texto y más imágenes** y si tienen movimiento mucho mejor, ya que como hemos visto, estas últimas son el mejor elemento para transmitir información.

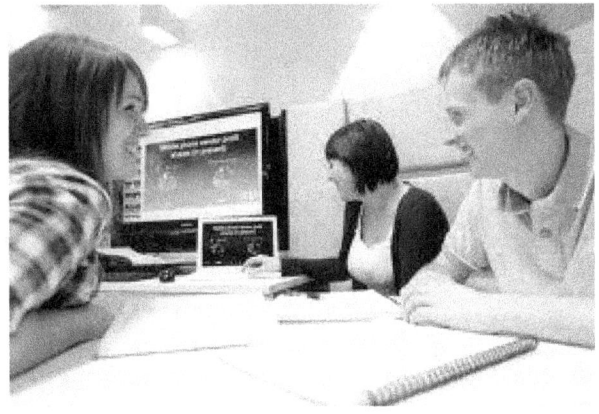

Tips en el aula:

Es interesante tener presente a todos los otros sentidos, ya que cada uno de ellos afianza el conocimiento en la memoria, a la par que despiertan el interés al ser propuestas diferentes, aunque no pueden suplantar al visual. Luego de una presentación de un tema en clase con imágenes, ayudada por los demás sentidos, se logra que los alumnos hayan podido captar mejor la información, y con ello se crea una red neuronal en la memoria con los conocimientos, que luego serán los cimientos para sumar datos más profundos.

Ayudando a la conducta con imágenes

Los niños con problemas sensoriales manifiestan en ocasiones comportamientos extremos, porque las sensaciones físicas que les ocasionan ciertos estímulos les resultan insoportables.

Es muy común que tengan cambios de humor sorprendentemente fuertes en respuesta a un cambio en las condiciones ambientales, como por ejemplo en lugares muy concurridos donde la estimulación visual y auditiva aumenta, es decir, tener una gran pataleta que parece estar fuera de su control, y que no parece que se vaya a terminar nunca, sin importar lo que la persona que esté a su cargo haga, hasta que el niño quede exhausto. Esto también puede sucederle, a una persona joven o adulto de una manera más adecuada a su edad, pues un adulto no se tiraría a llorar al suelo. Además de esta pérdida del autocontrol debido a las sobrecargas sensoriales podría responder con la misma intensidad verbalmente de manera descortés, también podría salir corriendo (tener una respuesta de lucha o huida), alejándose de algo que le molesta hacia un ambiente o sensación que calme su sistema.

Esto ocurre a menudo en clases, y también puede pasar en una fiesta, en una ceremonia religiosa, durante una excursión, viaje o en el en la misma casa; en realidad nunca se sabe cuándo puede ocurrir y los padres o tutores deben estar preparados para estos momentos que producen mucho estrés.

Quiero agregar que cuando un niño tiene dificultad en entender una orden oral, es muy efectivo usar plantillas con imágenes. Por ejemplo, si tiene un problema con el comportamiento, el usar una plantilla con una mano que denote **PARE**, sería suficiente para la reacción esperada de detener lo que está haciendo.

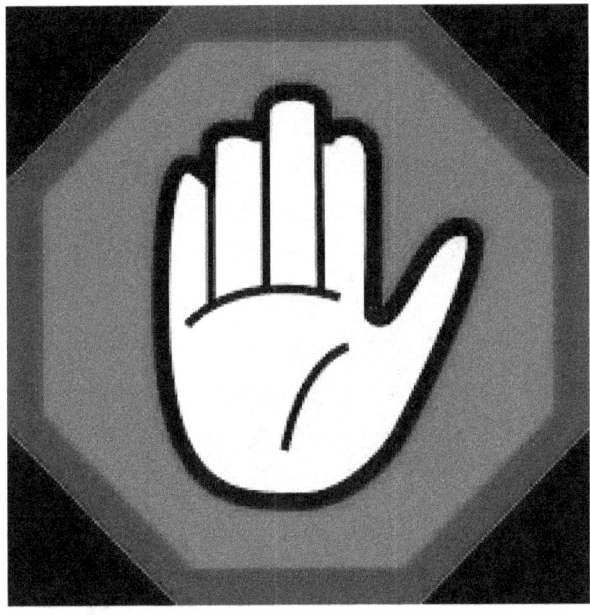

También si le decimos oralmente una secuencia de acciones y no puede recordarlas paso a paso, podemos poner fotos o dibujos de la secuencia desde el paso uno al último en una cartulina, por ejemplo: la rutina desde que se levanta hasta salir para la escuela y así es como las irán aprendiendo de memoria sin ayuda de ninguna imagen.

Por ejemplo:

1-Vestirse, 2- Cepillarse los dientes, 3- Tomar desayuno, y 4-Salir a la escuela.

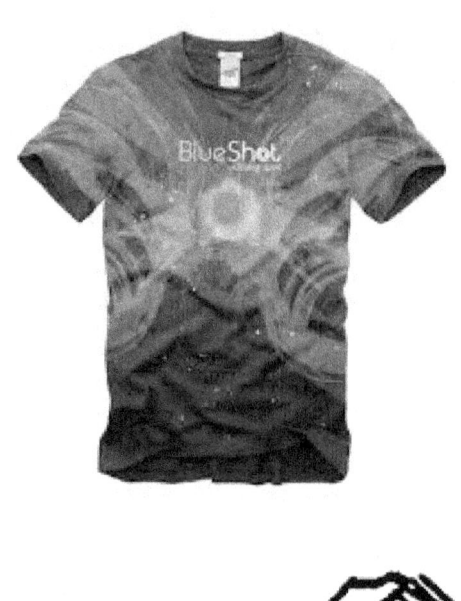

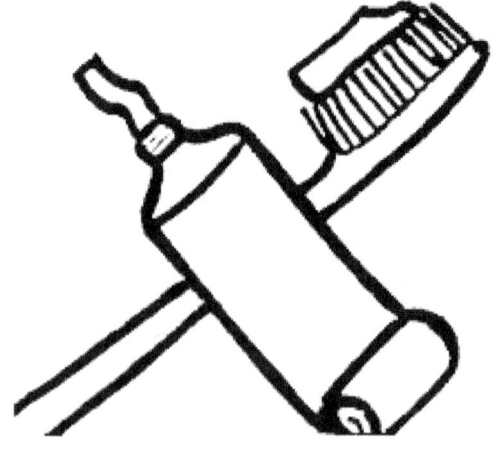

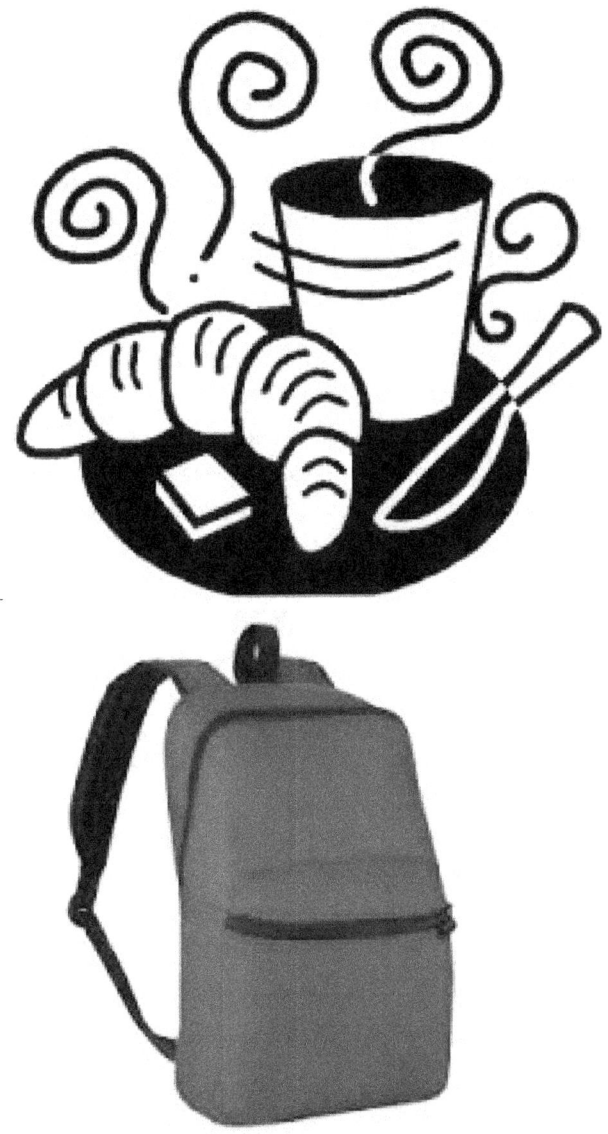

Realmente el sentido de la vista es muy poderoso.

POR SANDRA OCHOA.

Inclusión es Clave para el Progreso

¿Sabes las ventajas de la inclusión?

En un sistema escolar público donde todos los niños tienen derecho a recibir educación y en un esfuerzo de que cada niño pueda tener acceso a ella de una manera positiva, sin discriminación, y con aceptación, desde hacen pocos años, se ha incorporado esta nueva modalidad de inclusión.

En Estados Unidos, la ley pide que cada niño sea educado en el ambiente menos restrictivo; el medio ambiente lo menos restrictivo es la clase de educación general.

La Inclusión es una modalidad que varios países están adoptando en sus escuelas y centros públicos para incluir a todo estudiante desde la edad más temprana, cualquiera que sea la necesidad especial que tenga el niño, de esta manera todos aprenden, y esta actitud de aceptación se continuaría de manera regular y típica hasta la edad adulta donde la persona sea aceptada en cualquier ambiente social sin temor a un rechazo, pero todavía hay mucho camino por recorrer para crear una consciencia que nos favorezca absolutamente a todos. *Inclusión es Clave.*

Quiero mencionar otra vez, el término Inclusión, que es básica para que todos los seres humanos nos entendamos y aceptemos creando asi de manera natural una paz constante.

Si se trabaja en conjunto, con *programas de inclusión* y no exclusión, se tendría una fuerza educativa, social y económica inigualable.

Maestros especiales en Finlandia, fijos en cada clase.

Finlandia es un país que ocupa los primeros lugares en los ámbitos de desarrollo educativo y tecnológico, lo que conlleva a una mejor economía del país.

Hay épocas en que el gobierno debe recortar presupuestos, y lo hacen, pero nunca tocan el presupuesto de los programas de educación y de los avances científicos y de tecnología.

Sus maestros tienen salarios de verdaderos profesionales, con muy buenos beneficios, y horas de trabajo que les permite llevar una excelente vida personal con sus familias. Ellos, pueden cumplir con su verdadero propósito de enseñar con devoción, algo que luego se traduce en poderosos resultados para la población.

Cada clase tiene su maestro especial fijo para ayudar a todos los alumnos en general a entender el tema que se ha enseñado, de esta manera todos los niños tienen los conocimientos y creando emociones positivas haciendo que se sientan que están a la par con sus compañeros.

A los alumnos no les da vergüenza ir a la salita con la maestra especial.

¿Los demás no se burlan? La maestra especial Gronroos respondió: en absoluto, muchos estudiantes quieren ir con la maestra especial, y para evitar que los que requieran de esa ayuda se sientan cohibidos, esta maestra siempre se hace presente visualmente en las clases y así los niños no hacen diferencias entre la maestra titular, la asistente y la de educación especial.

Una historia real asombrosa

Quiero comentar una historia fascinante, escrita por el periodista argentino, Andrés Oppenheimer, en su libro Basta de historias:

En una escuela llamada Juvanpuisto, a unos 40 kilómetros de la capital, le llamó la atención que habían dos maestras por cada clase y una tercera esperando en un cuarto contiguo. Se trataba de una escuela moderna donde enseñaban de primero a noveno grado. Él, había pedido que lo dejaran visitar una escuela en las afueras de la ciudad porque quiso evitar el que se le mostrara un centro modelo, o sea ya preparado para visitantes.

Como todas las escuelas de Finlandia, la Juvanpuisto es gratuita, y tiene nada menos que, según el director de la escuela, un maestro por cada 12 alumnos! En cada clase había una maestra titular, una asistente y una de educación especial, que generalmente estaba en un cuarto contiguo y se dedicaba a dar clases individuales a los alumnos que tuvieran dificultades para entender los cursos del día. El director explicó que si un estudiante tenía dificultad para entender, la maestra asistente se acercaba y le ayudaba en ese momento sin interrumpir la clase.

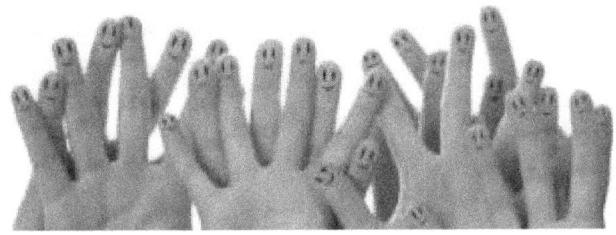

Uno de los grandes éxitos del sistema educativo estatal finlandés, son sus maestros especiales, encargados de dar las clases personalizadas a los estudiantes, después de recibir la ayuda de la maestra asistente y que sigan sin comprender cabalmente un tema. El tiempo con esta maestra varía según la necesidad del estudiante, puede ser una hora, dos o tres en la semana y si después de ésto el niño no comprende el tema, entonces se contacta a la familia para elaborar un plan en conjunto especializado dependiendo del caso, y considerar otro tipo de intervención como pudieran ser visitar a un centro medico o de terapias ocupacionales apropiadas para cada caso, la idea es que ningún estudiante se quede atrás.

La escuela pone especial énfasis en ayudar a los alumnos de los tres primeros grados, porque su desempeño al comenzar la escuela primaria determina en gran medida al desempeño posterior a lo largo de la vida.

POR SANDRA OCHOA.

CAPÍTULO TRES

¿EL APARATO DIGESTIVO ES UN CEREBRO?

Su función sin igual

El otro Cerebro.

Hoy quiero que sepas que estamos dotados con un sistema que tiene una inteligencia suprema, siempre estuve fascinada por la perfección con la que la naturaleza actúa y dentro de ella el cuerpo humano. Quiero hablarte de tu otro cerebro.

Este es el sistema digestivo. Aquí se encuentra un plexo central inmenso de fibras nerviosas que tiene una increíble inteligencia pues con su fisiología regula todos los demás del organismo, con toda autoridad lo vemos actuar sobre el Sistema Nervioso Central, el órgano cerebro alojado en la cabeza, y así vemos como la función de este último corresponde con la señalización que le está llegando desde el Sistema Nervioso Entérico o Digestivo, el otro cerebro.

La membrana intestinal, más que importante.

La pared del sistema digestivo es altamente activa. La integridad de esta pared es esencial para que exista un balance en general. De esta pared depende también que podamos tener una buena integración entre todos nuestros sentidos pues si está alterada entonces provocará afecciones a nivel del sistema nervioso central, el que no será optimo en producir las respuestas necesarias para cada estímulo que le llegue a través de cada sentido.

Esta pared tiene varias funciones, como la de producir moléculas que alcanzan los sistemas ayudando a que cada órgano funcione adecuadamente, pues a través de ella pasan todos los nutrientes, elementos que viajan a través de la sangre para nutrir absolutamente a todos los tejidos de cada órgano.

Es de suma importancia cuidar lo que se consume porque de esto depende que las células de esta membrana permanezcan intactas, manteniendo la interacción con sus células vecinas a través de sus paredes laterales que se encuentran todas unidas creando una verdadera barrera entre el exterior y el interior del cuerpo.

El síndrome de la membrana permeable

Cuando la pared está estructuralmente afectada se dice que la persona tiene un intestino permeable, o sea que las células tienen aperturas entre ellas por las que pasan todo tipo de moléculas, tal como parte de comidas no digeridas, proteínas de gran tamaño como el gluten de algunas harinas y la caseína de los productos lácteos, también pasan antibióticos y otros químicos, además de bacterias , virus, levaduras y los productos tóxicos de éstas, etc.

Todas estas partículas al traspasar la membrana van a la circulación sanguínea llegando por ella a todos lados produciendo inflamación, por reacción del sistema inmunológico a agentes extraños, y aquí pongo énfasis en el sistema nervioso central donde pueden producirse desbalances químicos que interrumpen la parte cognitiva, habilidades mentales como el razonamiento, enfoque, estado de alerta, la memoria etc. lo que puede producir, problemas graves en el aprendizaje.

Una membrana permeable provoca mala conducta y más

Como dije, cuando ésta está alterada, tiene aperturas y pasan a través de ella moléculas de todo tipo provocando síntomas y reacciones desagradables. Cuando alcanzan el sistema nervioso central, muy comúnmente ocurre que los niños presenten falta de conducta con déficit de atención. Además, el sistema inmune está reaccionando a los agentes extraños que han ingresado pudiendo provocar alergias con síntomas severos que muy habitualmente se manifiestan en varios otros órganos.

Alimentos limpios

Los alimentos y su importancia.

Los alimentos inocuos, adecuados son indispensables para tener una estructura fuerte física y funcionalmente hablando.

Todo lo que consumimos tiene un efecto ya sea positivo o negativo en todo nuestro cuerpo, porque todo llega a través de la circulación sanguínea a cada célula de los tejidos de los nuestros órganos.

A partir de los alimentos que se digieren se obtienen todos los recursos necesarios para la producción de energía, que las células necesitan para la síntesis de proteínas y moléculas vitales con el fin de mantener las funciones normales con un metabolismo balanceado y así un cuerpo sano.

Los Alimentos Transgénicos, Jugando a Ser Dios.

A este tema le dedico un lugar especial en mi libro porque los alimentos transgénicos pueden dañar la pared intestinal y así aumentar los síntomas del desorden de la integración sensorial.

La mayoría de las personas confían ciegamente en los

alimentos que están al alcance para el consumo, eso es lo que me pasaba a mí, pero de a poco fui dándome cuenta de que no era así, aparecieron los alimentos transgénicos, y mi confianza cada vez es menor hasta que ya casi no existe, digo casi porque todavía tengo la esperanza en que la comida limpia que se ofrece allí afuera sea realmente así, limpia, totalmente inocua para que las personas puedan alimentarse con toda dignidad y tranquilidad.

Hay mucha gente que se dedica a empezar una revolución con respecto a ayudar a enderezar las cosas desviadas que afectan a las personas, en mi caso mi revolución personal es el poder hacer entender cuál es la realidad que nos afecta todos los días, desde los más jóvenes hasta los más adultos, una realidad que está acechando vidas.

Desde la década de los 90 ha aparecido una nueva modalidad de la industria alimenticia, los alimentos transgénicos.

¿Qué son?

Son alimentos genéticamente modificados. A estos alimentos se les inocula con genes de otras especies vivas, pueden ser de insectos, peces, porcinos y otros, esto se hace para incrementar la producción de los alimentos modificados porque se hacen más resistentes a las pestes y a los cambios climáticos. Esto conlleva a que los granjeros usen menos cantidades de pesticidas para controlar las plagas de organismos que literalmente acaban con los frutos de las plantaciones.

Esta práctica de inoculación sucede en laboratorios de biotecnología y está muy ligada a los establecimientos que se ocupan de producir pesticidas, herbicidas y otros componentes químicos usados en la industria agropecuaria.

Cuando el nuevo gen se introduce en una planta hace que el fruto contenga ya una forma interna de pesticida que al ser consumida por los insectos dañinos mueren. Lamentablemente consecuentemente este tipo de químicos son ingeridos también por los humanos y los animales que los humanos consumen.

Además tenemos que mencionar que los herbicidas también están muy unidos a los GMOs, transgénicos. Los herbicidas se les usa para eliminar todo tipo de hierba, maleza, que crece alrededor de las plantas de productos como el maíz, la soja, el trigo, el algodón, y otros, cuando la maleza crece indiscriminadamente hace daño al quitarle nutrientes a estos por lo tanto debe ser eliminada, es cuando las plantaciones son rociadas con los herbicidas. Al ser las plantas modificadas genéticamente se vuelven resistentes y el químico rociado sobre ellas no las afecta.

Esas plantas y productos con químicos por supuesto son llevados a las plantas procesadoras y de distribución de alimentos, llegando así a la mesa de los consumidores.

La industria ganadera se encuentra afectada como dije antes porque los animales, como las reses, son alimentados con una dieta de grano transgénico en vez de hierba natural por lo tanto sus carnes no solamente contienen estas sustancias nocivas sino que además contienen grasas de muy baja calidad. El maíz contiene una cantidad muy alta de hidratos de carbonos que muy fácilmente se convierte en azúcar, entonces cuando esta no es utilizada se almacena en el tejido adiposo del animal, grasa saturada, aumentando su cantidad y así engordándolo más.

Esta misma grasa saturada es la que consume el ser humano. Lo ideal es comprar carnes de ganado que ha sido alimentado con pastos naturales porque así, estos a lo largo de su vida, producen menos de estas grasas malas conllevando a que las personas puedan preservar mejor su salud.

No todos los productos son transgénicos, todavía estamos en un momento que podemos controlar lo que consumimos y optar por alimentos limpios, sin pesticidas y sin modificaciones genéticas.

El extraordinario camino a la buena salud.

Lamentablemente la industria farmacéutica y alimenticia hoy en día tienen mucho interés en que los medicamentos sigan circulando de una manera indiscriminada.

Abiertamente directivos dedicados a las regulaciones de esta industria, han dicho que sus intereses se basan más en los intereses de los accionistas de las compañías productoras de fármacos y alimentos que el de cuidar a la población.

Actualmente, vemos que muchos profesionales de la salud están tornando sus antenas hacia tratar más ciertas condiciones serias con lo natural en primera instancia, en vez de recetar medicamentos inmediatamente que pudieran traer problemas colaterales.

Las buenas noticias son que podemos prevenir, controlar y revertir condiciones patológicas al adoptar una alimentación natural desde un punto de vista holístico e integrativo.

¿Sabías que la naturaleza cuenta con todo lo necesario para mantener y restablecer la salud? Hay muchos elementos de los alimentos que se encargan de la reparación de los tejidos orgánicos. Mucha gente en el mundo está tomando ventaja de ésto. Se está viendo un gran cambio en el bienestar en general al adoptar hábitos naturales y sostenibles en el tiempo.

La nutrición holística tiene el gran valor de la sabiduría de la misma vida desde su aparición en la faz de la tierra. Esta comprobado que personas que estaban sometidas a todo tipo de medicamentos por padecer de enfermedades sistémicas crónicas los han dejado a un lado por haber incorporado alimentos de valor nutricional alto, y además ya no tienen los grandes gastos que estos les proporcionaban. Ahora son seres libres, pues ya tienen el conocimiento de una alimentación adecuada que los está llevando por el camino de una longevidad con calidad de vida.

CAPÍTULO CUATRO

FASCINANTES ESPERANZAS

Neuroplasticidad, el fin de un dogma

¿Qué es la Neuroplasticidad?

La Neuroplasticidad, y el fin de un dogma, un tema más que interesante porque muchas personas han podido recuperar funciones de una manera que antes era impensable.

Durante décadas, el dogma imperante en neurociencia fue que el cerebro humano adulto es esencialmente inmutable, con una forma y función fija, por lo que se pensaba que llegábamos a la edad adulta con lo que ya teníamos sin poder cambiarlo.

La Neuroplasticidad es la habilidad que tiene el cerebro de generar nuevas conexiones celulares, cambiando su anatomía y a la vez produciendo una mayor funcionabilidad, lo cual abre una gama enorme de posibilidades para niños y personas que tengan que recuperar ciertas habilidades afectadas por condiciones del desarrollo, recuperar u optimizar las funciones cognitivas, como también por accidentes o enfermedades sistémicas.

Una persona con algún daño de una o más zonas de su cerebro (área: motora, lenguaje, auditiva, sensitiva, procesamiento de la información, visual, equilibrio, gusto, conducta y emociones, habla, etc) puede remodelar sus conexiones haciendo nuevas redes neurológicas gracias a modificaciones en su estructura cerebral.

Estas conexiones pueden ser logradas por varios tipos de ejercicios o terapias que estimulen el cerebro y uno de ellos es simplemente ejercitando la mente, pensando, imaginando, ¿no es esto maravilloso?

Un centro de esperanzas.

The Family Hope Center (Centro de esperanza para la familia)

Es un lugar que le ha devuelto la paz y alegría a mucha gente con su intervención de terapias ocupacionales, alternativas y una apropiada alimentación, entre otros.

Te sorprenderás al ver que hay tanta gente con tus mismas inquietudes, con un gran corazón lleno de esperanzas buscando y encontrando respuestas increíbles.

The family Hope Center es un grupo de profesionales, neurólogos, psicólogos y terapistas que se enfocan en ayudar a todos los niños que tengan una condición que los limite en su diario vivir.

Ellos usan técnicas de medición de cada aspecto comprometido en el paciente de las que se valen para seguir el progresos a través del tiempo que dure el tratamiento.

La intervención comienza con clases y entrenamiento para la familia en el curso de tres días consecutivos en su clínica de Pensilvania o en otras alrededor del mundo.

En estas clases se explica muy bien la estructura y funcionamiento del sistema nervioso central, del cerebro y las demás partes que componen este sistema, luego, las familias salen de allí con un plan individualizado específico de rutinas para cada niño o paciente y ser puestos en acción en la casa en un periodo de tiempo en el que se pueden ver progresos increíbles.

Es muy interesante ver lo bien organizados que están para poder cubrir la cantidad de familias que se acercan a consultarlos cada año. Para esto el grupo del centro viaja a Europa y África, donde imparten entrenamientos en diferentes países, como también en Pensilvania, la ciudad donde se encuentra la clínica principal.

Otro dato importante es que también tienen personas allegadas que se encargan de la parte en español, habiendo varios pacientes de México que son parte del plan que el centro les ha preparado para que ellos puedan implementarlo en la comodidad de sus casas.

El plan que ellos entregan a las familias después de los tres días de entrenamiento es integral, abarca todos los aspectos pertinentes a cada una de las condiciones que allí tratan.

Además ellos tienen alrededor de la zona de la clínica, casas de familias regulares que ofrecen sus viviendas sin costo para alojamiento por los tres días de entrenamiento para los padres o parientes de los pacientes que concurren a la clínica.

El siguiente video muestra muy bien lo que hacen.

Haz clic en el mensaje escrito en español del video

https://vimeo.com/10042922

Universidad de Harvard- Estudio científico.

Hubo un experimento bastante modesto con voluntarios para aprender y practicar un poco de piano, en el laboratorio de la Facultad de Medicina de Harvard.

El neurocientífico Álvaro Pascual-Leone instruyó a los miembros de un grupo tocar el piano de la manera más fluida que pudieran, tratando de mantener el ritmo del metrónomo (aparato que mide el movimiento en función del tiempo).

Por cinco días, los voluntarios practicaron durante dos horas. Luego tomaban una prueba.

Al final de la sesión de práctica de cada día, hicieron la prueba denominada Estimulación Magnética Transcraneal (TMS), la que permite a los científicos entender la función de las neuronas.

La prueba TMS mostró la cantidad de la corteza motora

que controlaba los movimientos de los dedos necesarios para el ejercicio de tocar el piano. Lo que los científicos encontraron fue que después de una semana de práctica, el tramo de la corteza motora dedicada a estos movimientos de los dedos, se expandió a las áreas vecinas de una manera increíble.

Pero Pascual-Leone no se detuvo allí. Extendió el experimento haciendo que otro grupo de voluntarios solamente pensaran en la práctica de tocar el piano.

Ellos tocaron la sencilla pieza de música en su cabeza, manteniendo sus manos quietas, mientras se imaginaban cómo movían sus dedos. Entonces, después del mismo tiempo transcurrido que tomó para el grupo anterior, ellos también hicieron la prueba TMS.

Cuando los científicos compararon los datos de la TMS en los dos grupos – los que realmente tocaron el instrumento y los que sólo imaginaban hacerlo – vislumbraron una idea revolucionaria sobre el cerebro: la capacidad del mero pensamiento de alterar la estructura neurológica de forma física y funcional.

Por lo que la TMS reveló que la región de la corteza motora del cerebro que controla estos movimientos específicos, fue ampliada tanto en los cerebros de los voluntarios que tocaban el piano como también, en los que solamente se imaginaban reproducir la música y hacer los movimientos con sus dedos.

Entonces resumiendo, el entrenamiento mental tiene el poder de cambiar la anatomía del cerebro y cobrar o recobrar funciones.

La Neuroplasticidad está al alcance de todo aquel que quiera utilizarla, solamente hay que tener el fogáz deseo y ponerla en acción con una gran fe llena de entendimiento.

Neovascularización para más Oxígeno.

¿Qué es la neovascularización?

Es la formación de redes microvasculares funcionales con perfusión de glóbulos rojos.

Se tiene mucha esperanza en poder lograr por diferentes medios el hecho de agrandar, extender las redes de vasos sanguíneos en el cerebro, de esta manera se llevaría más cantidad de glóbulos rojos y consecuentemente más oxígeno y mas nutrientes a un área mayor del tejido nervioso central, por lo tanto aumentarían las funciones celulares de la zona pudiéndose ver gran beneficio en la parte cognitiva.

Esta neovascularizacion podría lograrse por medio del o tratamiento con oxigeno, o trasplante de células madre en el paciente.

Cámara hiperbárica de oxígeno.

El tratamiento hiperbárico del oxígeno (OHB) se ha utilizado desde 2004 para algunos pacientes con diagnóstico de autismo y otros problemas médicos coexistentes en los que se observa el desorden de la integración sensorial.

¿Qué es OHB?

OHB leve es una forma de obtener más oxígeno a nivel celular mediante el uso de cámaras de aire a presión.

De acuerdo con las leyes de la física, un aumento de la presión atmosférica permite una mayor cantidad de gas que se disuelve en líquido. El oxígeno existe como un gas a temperatura ambiente, y el cuerpo humano se compone casi enteramente de agua.

Algunos médicos todavía están estudiando los efectos del tratamiento de oxigenoterapia hiperbárica para los niños afectados con autismo para ver si ayuda a tratar los problemas, síntomas de dicho diagnóstico.

Algunos de los beneficios serían, ayudar a disminuir la inflamación intestinal y aumentar el flujo sanguíneo en áreas claves del cerebro.

¿Qué son las células madre?

Las células madre son células no especializadas que tienen la asombrosa capacidad de convertirse en muchos tipos de células diferentes del cuerpo. Sirven como una especie de sistema de reparación para el cuerpo, pueden dividirse potencialmente sin límite para reponer otras células que se hayan dañado.

Cuando una célula madre se divide, cada célula nueva puede seguir siendo una célula madre o convertirse en otro tipo de célula con una función más especializada, entonces, pueden diferenciarse y convertirse en las células que las rodean, por ejemplo, una célula madre que se coloca en el corazón puede transformarse en otra célula de corazón, de esta misma forma también pasa con una célula muscular, un glóbulo rojo, etc.

El gran interés de utilizar células madre en el tratamiento para autismo u otra condición cerebral, es que se pueda aumentar el tejido vascular, arterias, venas, arteriolas y vénulas y así obtener una mayor red del aparato circulatorio lo que llevaría más nutrientes y más oxágeno al sistema nervioso central incrementando entonces su funcionabilidad.

Además también pueden liberar sustancias que ayudan a que el tejido que las rodea funcione de manera más eficiente, o pueden despertar las células madre inactivas en el tejido. Esta es la manera en que se pueden formar nuevos vasos sanguíneos también.

Las células madre pueden hallarse en muchos tejidos del cuerpo, como la médula ósea, la grasa, la sangre y otros órganos como el corazón. Pueden encontrarse células madre más inmaduras en el embrión, así como en la sangre del cordón umbilical de un bebé recién nacido.

Este tipo de terapia todavía no está totalmente considerada para su aplicación pero se cree que con los avances de la ciencia y la tecnología su implementación a un nivel mas aceptado y general sea incorporado como otro tipo de terapia alentadora.

CAPÍTULO CINCO

TERAPIAS OCUPACIONALES

Terapiasa cargo de terapistas especializados

Terapia del habla y del lenguaje

Algunos niños tienen problemas para imitar ciertos sonidos o decir palabras, lo que les trae muchísimas complicaciones de comunicación y de socialización, pues muchos de ellos pueden presentar problemas serios de conducta en cualquier entorno que se encuentren y también de aislamiento por no poder decir lo que desean con precisión.

Los especialistas del habla ayudan a las personas de todas las edades con diferentes trastornos del habla y del lenguaje a que puedan comunicarse de una mejor manera.

En el Desorden del procesamiento sensorial se destaca la frustración que existe en el niño o la persona que la padece por no poder expresar con las palabras adecuadas ciertas frases en un momento dado, ellos no articulan bien, entonces cuando tratan de decir una palabra les sale otra diferente, o ninguna, es cuando aparecen los enojos, las pataletas y llantos inapropiados y espontáneos.

Los padres, la familia o los seres queridos pasan por momentos muy difíciles al tiempo de estas reacciones abruptas, pues los toma por sorpresa y además no saben que hacer porque no comprenden la verdadera situación o si la comprenden no les es fácil lidiar con ella para revertirla rápidamente y evitar el caos.

Esto no es una cuestión de falta de disciplina, de no querer comportarse bien , es un trastorno que las personas que lo padecen no pueden controlar porque básicamente este los controla a ellos. Para esto existe la terapia ocupacional del habla o del lenguaje tratada por terapistas especializados.

Las familias pueden obtener estas terapias regulares en centros médicos como en hospitales o centros públicos o en centros privados. En ciertos países las escuelas ofrecen este servicio de una manera gratuita y regular en la que se establece en un documento la cantidad de tiempo que el niño pasara cada semana con la terapista del habla.

En los centros públicos o privados durante las primeras visitas a la consulta se hará una evaluación para saber cual será el tipo de terapia especifica que habrá que implementar. Esta evaluación consiste de sesiones con repetición de palabras y descripción de imágenes y otros. También puede usar un espejo donde se le puede pedir al paciente que diga y repita sonidos mientras se mira en el. Generalmente se utilizan juegos para hacer que esta práctica sea más entretenida y divertida. Si existe dificultades con la comprensión de lo que se oye, uno de los juegos que se usan por ejemplo es el de "Simón dice…"

La dinámica de la sesión puede ser muy parecida a la de sus clases en la escuela pues trabajan en la composición de frases, poner las palabras juntas para formar correctamente una oración y pensamientos claros.

Además de la falta de articulación de palabras, también hay falta de fluidez, esto pasa en la tartamudez donde hay dificultad en expresar ciertos sonidos pues se observa que se quedan atascados en una letra o una combinación de letras, repitiéndolas varias veces antes de que la palabra salga completa

Otra de las diferencias que se ve es en la resonancia, que se puede observar cuando un niño comienza con un tono de voz, con cierta altitud y a lo largo de la oratoria la va cambiando. A veces parece que el niño estuviera hablando a través de la nariz.

No existe un tiempo fijo para esta terapia, todos los niños son diferentes pero lo más importante es la constancia, nunca dejar de practicar las rutinas asignadas para poder ver los resultados lo antes posible.

Mi intención es exponer los recursos que actualmente existen con profesionales muy preparados pero de todas maneras mi opinión muy personal es el tratar toda situación del habla desde la causa, evaluando en que condición esta la parte del sistema nervioso central que maneja el habla y a partir de ahí, comenzar con series de ejercicios integrativos que conlleven a la restauración completa del mismo.

Terapia Social

Esta es una de las terapias que muchos niños toman pues el tema de la falta de conducta es muy común el desorden de la integración.

Como se ha dicho varias veces estos niños o personas se frustran o las molestias que tienen son tan fuertes que reaccionan de maneras muy abruptas, o no reaccionan en determinados momentos quedando como que no les interesa si han molestado a alguien con su actitud o acción, también pueden parecer muy desobedientes.

En estos casos se les explica qué es lo que salió mal, y así usando modelos de situaciones se pueden practicar y aprender pues de esta manera el niño ya sabe lo que puede pasar si vuelve a encontrarse en un escenario similar.

Por lo general con ellos funciona mucho el prepararlos con anticipación ya que no toman muy bien los cambios inesperados, y así ya saben como actuar en estos momentos.

En estos grupos sociales interactúan con el grupo así también de uno a uno, compartiendo juguetes o participando en juegos que los hace pensar, imaginar, y crear respuestas apropiadas.

Además el pensamiento social enseña a los niños a pensar en las repercusiones de su comportamiento. Por ejemplo, si el niño se encuentra demasiado cerca de alguien cuando habla, esa persona podría alejarse, ya que les puede costar darse cuenta de las distancias, y eso puede crear malestar y enojo u otra situación de conducta no apropiada.

En algunas escuelas se los premia por el buen uso de las habilidades sociales que se les enseña, son algo que tendrá que practicar muy a menudo para aprenderlas bien.

Muchas veces estos programas son ofrecidos en tiempos de verano, cuando no hay clases, de esta forma estarán mejor preparados para cuando comiencen el año escolar.

Los padres y la familia tienen un papel preponderante en esto, y depende mucho de ellos para que el niño tenga un buen modelo a seguir.

Terapia de música.

Esta es una terapia que se debe llevar bajo el control de un terapeuta especializado en el tema, pues existen diferentes tipos de música y de secuencias para cada tipo de habilidad.

Es un método personalizado para escuchar música, y mejorar así la aptitud del cerebro a cualquier edad o nivel de habilidad.

Hay algunas marcas que producen su propia música con los más altos estándares de grabación de audio utilizando procesos de producción de neuroacústica avanzados.

Al paciente se le entrega su programa dirigido a áreas específicas de rendimiento del cerebro; la función ejecutiva, comunicación, procesamiento auditivo, social y emocional, manejo del estrés, la coordinación motora y la expresión creativa.

Los auriculares que se utilizan y los equipos de audio son de alta calidad, son esenciales en la transferencia de todos los beneficios de los archivos de audio producidos con alta definición.

Muchas personas se han beneficiado de este tipo de terapia, habiendo estudios realizados con pacientes que han demostrado grandes progresos.

El metrónomo interactivo (MI).

Es un aparato utilizado para indicar tiempo o compás de las composiciones musicales. Produce regularmente una señal, visual o acústica, que permite a un músico mantener un tiempo constante.

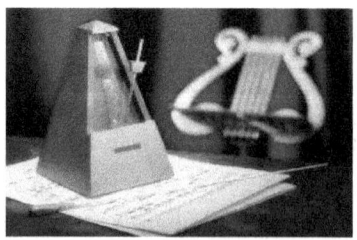

El Metrónomo Interactivo fue desarrollado a principios de la década de los 90 e inmediatamente demostró ser de gran beneficio para aquellos niños que habían recibido un diagnóstico de trastornos en el aprendizaje y el desarrollo. Con el respaldo de varios años de investigaciones clínicas y con el apoyo de prominentes líderes médicos, el MI tomó la atención nacional rápidamente.

Durante los últimos años, diversos terapeutas innovadores han descubierto los efectos positivos que el MI pueden conseguir sobre pacientes con deficiencias neurológicas y motrices adquiridas. Los hospitales y clínicas de rehabilitación utilizan ahora el MI de un modo muy similar al de sus colegas en el campo del aprendizaje y el desarrollo.

La aplicación del Metrónomo Interactivo es tan amplia porque calcula y mejora la planificación motora y la secuencialización, o secuenciación, una parte clave del sistema nervioso central. En la actualidad, hay miles de proveedores certificados del MI en clínicas, hospitales y universidades.

En muchos niños diagnosticados con trastornos del desarrollo y del aprendizaje, ha sido demostrado que los ayuda en gran medida.

Los terapeutas y médicos comprenden la correlación entre las funciones neurológicas de la planificación motora y su secuenciación, y los críticos aspectos del desarrollo humano, como pensamiento básico, organización, procesamiento del lenguaje, y toda la coordinación. Cuando un niño o un adulto demuestra un déficit en la planificación motora y secuenciación, es típicamente acompañada de problemas en el aprendizaje, coordinación o control de la conducta.

Antes del desarrollo de la existencia del Metrónomo Interactivo, no existía un sistema mesurable igual a este para evaluación. Hoy sabemos cómo medir y podemos mostrar mejoras funcionales en un período corto de tiempo.

Este es un tratamiento que se puede administrar con un terapista ocupacional y muchas personas se han beneficiado de él.

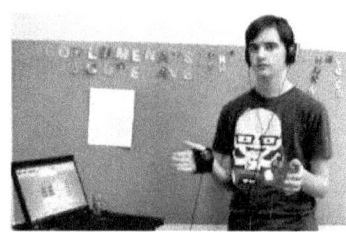

El programa ayuda a los pacientes que tienen dificultades en las siguientes áreas:

- Actividades académicas.
- Ayuda a la Atención, concentración y enfoque prolongados.
- Equilibrio y marcha.
- Resolución de problemas complejos.
- Coordinación.
- Resistencia.
- Planificación motora.
- Secuenciación de pensamientos y acciones.
- Procesamiento del lenguaje.
- Destreza motríz.
- Conducta social (agresión e impulsividad).

- Fortaleza.
- Aumentar la resistencia y aguante físico.
- Filtrar las distracciones internas y externas.
- Mejorar la función motora fina y gruesa.
- Mejorar su capacidad de controlar acciones físicas y mentales simultáneamente.
- Mejorar progresivamente el rendimiento.

Con dedicación este gran programa hará que muchos niños tengan la capacidad de generar las respuestas neurológicas precisas y adecuadas que necesitan en su diario vivir.

POR SANDRA OCHOA.

CAPÍTULO SEIS

TERAPIAS ALTERNATIVAS

Terapias con animales

Amigos que Integran Vidas

Existen terapias alternativas que pueden tratar condiciones de tipo físico, cognitivo y social. Aquí te presento estas que seguramente te harán sentir muy bien porque la herramienta de esta terapia, es un ser vivo.

Varios centros especializados ven la luz para una recuperación temprana, centros donde se asocian psicomotricistas, médicos, fisioterapeutas, educadores, personas dedicadas y conocedoras de los diferentes animales para la práctica de esta terapia.

Equinoterapia

El caballo ha contribuido, en gran medida, al desarrollo humano, le ha permitido desplazarse a grandes distancias, ha colaborado en las tareas agrícolas, han sido pieza fundamental en las batallas y durante siglos han representado símbolos de poder.

Los beneficios terapéuticos del caballo fueron reconocidos desde el año 460 a.c. Hipócrates ya hablaba del saludable ritmo del caballo y a lo largo de la historia podemos encontrar muchas referencias a los beneficios físicos y emocionales de la equitación.

La equinoterapia clásica en Europa refleja el modelo

alemán muy extendido desde 1960, dónde es fundamentalmente los movimientos del caballo y la respuesta del paciente lo que constituye el tratamiento.

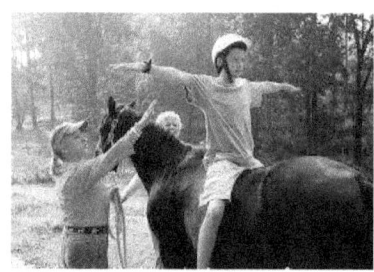

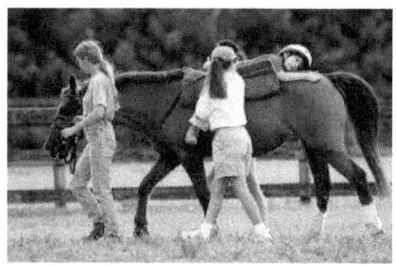

Hipoterapia

Son tratamientos fisioterapéuticos, realizados con y sobre el caballo bajo la supervisión de terarpistas especializados en esta disciplina. Se basa en aspectos como la transmisión del calor corporal del caballo a la persona, la de impulsos rítmicos y el movimiento tridimensional.

Este tipo de movimiento es el que genera los impulsos eléctricos a través de todas las vías del sistema nervioso de la persona tratada produciendo los estímulos y las respuestas buscadas.

El contacto con el caballo estimula la sensibilidad táctil, visual, auditiva y olfativa, ayuda al aprendizaje pautado de acciones y aumenta la capacidad de independencia. Además se ha visto gran incremento en la atención y concentración.

Equinoterapia Social

Es muy similar a la anterior, aunque con algunos matices diferentes. Se trata de una disciplina ecuestre que aprovecha la relación afectiva que se establece con el caballo para ayudar a personas con problemas de adaptación social a superar sus conflictos y así integrarse de forma normalizada en la sociedad.

La gran diferencia entre la terapia a caballo y las que utilizan otros animales, es que puede llevarnos sobre su lomo beneficiándonos de su movimiento que genera los impulsos nerviosos para estimular el sistema nervioso central.

Ahora te daré información de la terapia con otro tipo de animal, el delfín.

Delfinoterapia

Es un conjunto de métodos acuáticos para la rehabilitación física y emocional, impartidos por el terapeuta, encargado de motivar y desarrollar la terapia, donde el delfín juega un papel fundamental en el proceso.

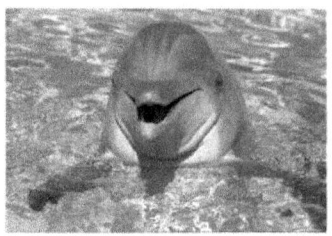

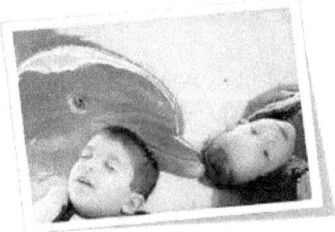

La interacción con el delfín estimulará diferentes áreas, como atención, sensopercepción, psicomotricidad, lenguaje, así como diversas habilidades cognitivas. Esta estimulación se produce por las ondas ultrasónicas que emite el delfín, que operan de manera benéfica en el sistema nervioso central. Todas estas actividades se realizan dependiendo de las habilidades y necesidades de cada persona.

El sonar (sistema de comunicación propio de los delfines), transmite ondas ultrasónicas de alta frecuencia y amplitud diversa, que estimulan la producción de neurotransmisores, aumentando la velocidad de la propagación del impulso eléctrico que se transmite entre las neuronas facilitando así la estimulación de ambos hemisferios cerebrales.

El sonar, también estimula las células somáticas (del cuerpo) que conlleva a la síntesis de productos como las hormonas, por ejemplo. Es importante llevar esta terapia bajo la supervisión de un profesional.

La Terapia Asistida por Delfines es una forma de terapia puramente funcional, que no tiene como fin prevenir ni curar enfermedades, sino sólo rehabilitar y/o estimular a personas con desórdenes en el sistema nervioso central a nivel físico, emocional o cognitivo.

Esta terapia se aplica a menudo a niños con necesidades especiales como: Autismo, Síndrome de Down, Parálisis Cerebral, Trastorno por Déficit de Atención, Trastornos del Lenguaje, Trastornos del Aprendizaje, Trastornos de Ansiedad, Trastornos del Estado de Ánimo, entre otros.

Y Finalmente los dejo con el mejor amigo del hombre, y de todos, ¡el perro!

Terapia con caninos

Acariciar un animal es beneficioso para la salud y el bienestar de las personas, ya que la calidad de las relaciones sociales depende en gran parte del tacto. Las sesiones de terapia o educación son una gratificación táctil, con valor terapéutico.

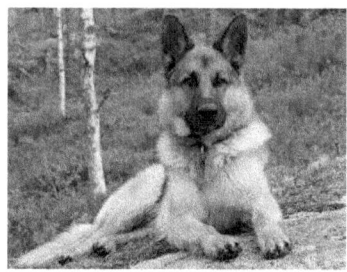

Con este amigo, se pueden aplicar las sesiones de terapia de las siguientes maneras:

-Como fuente de tranquilidad y atención.

Los animales pueden inducir un estado de relajación inmediata, psicológicamente tranquilizador.

Los animales de compañía son de gran utilidad ya que atraen y mantienen la atención de niños o adolescentes con déficit de atención con hiperactividad, llegando a mejorar el entorno educativo y terapéutico. Es más, según Katcher y Wilkins (2003): "La atención dirigida a los animales se asocia con una inhibición del comportamiento porque el niño no sabe qué va ha hacer el animal".

-Como objeto transicional.

Utilizar a un perro como objeto transicional puede convertirse en una defensa muy efectiva contra el estrés, la ansiedad y la inseguridad, siendo éste para el niño y/o adolescente una forma segura e inocua de reducir estos síntomas. Se puede decir que un animal "les abre la puerta", lo que significa que les facilita al niño la expresión de sentimientos y así poderle explicar experiencias de una manera más desinhibida y abierta al terapeuta.

-Como elemento no amenazador y compañero de juego.

Sabemos que los animales son menos desafiantes que los humanos, lo que permite mejorar su habilidad de relacionarse sin amenazas. Seguidamente, es más fácil que trasladen su interés hacia otros seres vivos, como el educador o terapeuta, lo que facilitará la comunicación entre ambos, haciendo el animal de "lubricante social".

-Como potenciador del aprendizaje

El animal les puede ayudar a aprender nuevas habilidades y a reducir los problemas de comportamiento.
En un niño con problemas de comportamiento el hecho de realizar una actividad encaminada a cuidar, alimentar, cepillar o preparar la cama a un perro, no sólo aumenta la autoestima, fortalece la socialización y desarrolla la empatía, sino que estas actividades son las adecuadas en el tratamiento de personas con un comportamiento antisocial, un pobre sentido de la responsabilidad y un bajo nivel de autoestima.

Además, es aplicable en niños en los que el **habla** controlada no está bien desarrollada, pudiéndose utilizar un perro para potenciar el aprendizaje. El niño le daría órdenes y el animal las cumpliría, como: siéntate, échate, vete a tu sitio, saluda, tráeme la pelota, etc.

En definitiva, la utilización de animales como herramienta al servicio del educador/a o terapeuta potencia el aprendizaje, modifica el entorno educativo y terapéutico en el paciente y facilita que se logren los objetivos más rápidamente, mejorando su calidad de vida al mejorar su integración social.

Aromaterapia

¿Qué importancia tiene el sentido del olfato?

Los beneficios de los aromas naturales son conocidos y disfrutados por muchos. De la misma manera que influyen en el estado físico, mental y emocional de un adulto, lo hacen en los niños. La aromaterapia puede ser un aliado para ayudar a los niños o personas en las siguientes formas:

- Disminuyendo la ansiedad.

- Controlando la hiperactividad.

- Aumentando el estado de alerta.

- Disminuyendo dolores de cabeza.

- Disminuyendo inflamación digestiva.

- Disminuyendo pruritos o comezones de la piel.

¿Cómo es el proceso olfativo?

En el interior de la nariz, podemos encontrar una membrana llamada pituitaria, ésta recubre las estructuras y se encarga de calentar el aire antes de que llegue a nuestros pulmones, a la vez que humedece y protege las paredes nasales.

La pituitaria contiene cilios, los que poseen receptores olfativos que a través de las fibras nerviosas, llegan al cerebro para identificar los diferentes olores, como el de una flor, una manzana y de muchísimos más, y de esa manera somos conscientes de ese olor y lo almacenamos para próximas ocasiones o para relacionarlo con situaciones, formas, personas, colores, objetos....

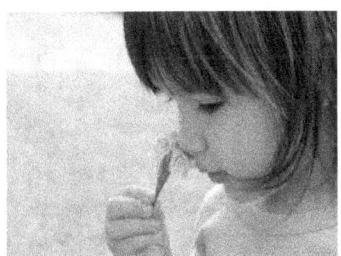

Científicos creen que con los aromas tienen acción terapéutica, por ejemplo, creen que la lavanda estimula la actividad de las células cerebrales en la amígdala similar a la forma en que algunos medicamentos sedantes funcionan. Otros investigadores creen que las moléculas de los aceites esenciales pueden interactuar en la sangre con hormonas o enzimas y de esta manera podemos beneficiarnos de estas propiedades para tratar varias condiciones de salud de una manera natural.

También, los estímulos químicos olfativos afectan de una manera muy significativa a nuestro estado emocional y anímico, por ejemplo la memoria, ciertos olores con composiciones químicas específicas si los asociamos con aspectos negativos pueden hacer que nos sintamos tristes o enfadados, o por el contrario, un buen olor puede estimular nuestro cerebro de tal manera que desencadene un torrente de emociones positivas y agradables y así mismo pueden actuar en nuestros estados de alerta, enfoque, y de concentración ayudándonos en los procesos de aprendizaje.

Ideas naturales exquisitas

Aumentar el estado de alerta y de concentración con limón

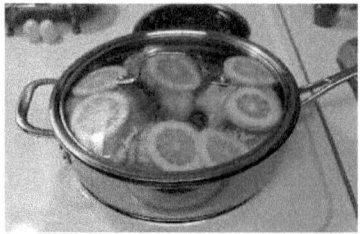

Simplemente puedes aromatizar tu casa, con el perfume de una fruta como el limón, este cítrico tiene la propiedad de aumentar el estado de alerta. Puedes cortarlo en rodajas y ponerlas a hervir en un recipiente, el vapor del agua será el que mantenga la fragancia en el ambiente. Se puede hacer antes de que los niños vayan a la escuela y así ayudarlos a que presten más atención en sus clases.

También hay otras sustancias naturales como las hojas verdes de menta o de romero, pero estas dos hierbas tienen fragancias fuertes y hay que usarlas con moderación, bien diluídas y no tan frecuentemente. Se recomienda que no se usen al menos hasta que tengan unos 12 años.

Para relajación

Lavanda

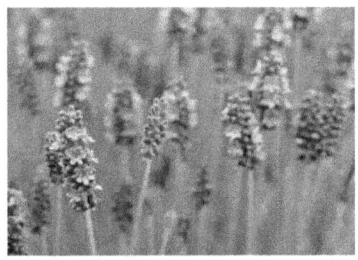

Una buena opción para una buena relajación es la Lavanda, con su encantador perfume, ésta tiene varias propiedades muy nobles y entre ellas es de dar momentos de tranquilidad, así es que podemos usarla para el niño con hiperactividad como también para cualquier día después de la escuela.

Manzanilla Romana

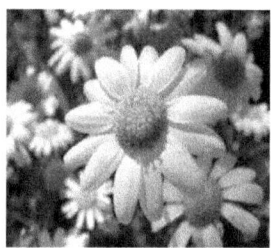

La típica manzanilla que conocemos. Es un gran desinflamatorio, además de ser muy indicada para calmar el sistema nervioso, y ayudar a dormir.

Para mantener un buen estado anímico

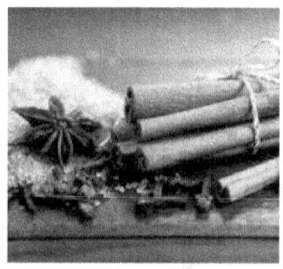

El sentido del olfato nos transporta, cuando percibimos olores que nos recuerdan tiempos pasados, tiempos en familia por ejemplo, es una sensación espontánea que aparece y puede transformar nuestro momento en uno muy agradable, especialmente si hay una añoranza por tiempos que querríamos que se repitan, entonces nos sentimos muy bien y ese bienestar nos ayuda a que nuestras actividades diarias fluyan fácilmente.

También hay perfumes y aromas que aunque no estén conectados con nuestro pasado nos dan una sensación placentera, y muchos de éstos están relacionados a las estaciones del año. Vemos que hay personas que cambian los aromas de sus casas o ambientes de acuerdo a la época, en Navidad por ejemplo, se encienden velas de pino (si se está en una zona de frío) o se hacen preparados caseros con manzanas, canela y clavos de olor, que nos mantienen en el ámbito de esa celebración. Otros muy placenteros son la vainilla y las almendras.

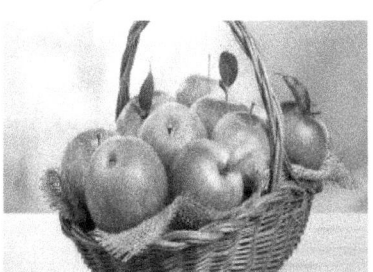

A mí particularmente, me encanta esta mezcla en cualquier momento porque me da sensación de hogar. Es solo cuestión de colocar las hierbas y frutas con agua en un recipiente y ponerlas a hervir por un tiempo, siempre teniendo cuidado, no olvidando que tenemos la preparación en el fuego lento, recuerden hacerlo por unos minutos hasta sentir el aroma y apagarlo, luego pueden repetir el proceso. Se puede preservar hasta una semana en el refrigerador y cuando lo quieras usar otra vez, simplemente agregan más agua hasta que sea momento de reemplazar las hojas o frutas.

Aceites esenciales

Dentro de la Aromaterapia existen también los aceites esenciales, éstos son muy populares desde hacen muchos años.

Los aceites esenciales son sustancias naturales de diferentes recursos como, frutos, hojas verdes, tallos y maderas. Lo más importante de estos aceites es su pureza, tienen que ser sin productos químicos agregados en su proceso desde el momento de extracción hasta que son envasados.

Existen marcas comerciales de autoridad en este tema que siguen las reglas rigurosas del control de calidad de la Federación Internacional de Aromaterapistas, además de ésta, existen otras agencias externas que se encargan de hacer control de calidad.

Aceites esenciales seguros para los niños

Aquí les menciono dos de los comprobados y sugeridos, de *Lavanda y Manzanilla* el mejor uso de ellos, es el baño por la noche, en este momento se pueden usar los aceites de estas dos plantas, pero en la cantidad precisa de dilución.

Baño aromático para niños (mayores de 12 meses)

Una gota de Aceite Esencial de lavanda
Una gota de Aceite Esencial de manzanilla romana
Más una cucharita de jabón liquido

Mezclar y echar en el agua del baño. Tomar el baño durante unos 15 a 20 minutos. Ideal antes de cenar o de ir a dormir.

Terapia de Ritmo

Danza al Ritmo y Siempre Brillarás

Trataré el tema de la música y la danza en conjunto. Sabemos que estas dos disciplinas artísticas, producen movimientos coordinados y armoniosos.

Estos movimientos son la respuesta de nuestro cerebro que está siendo estimulado y por ende respondiendo adecuadamente.

Son ya conocidos los beneficios que la música y el baile

traen a los niños en las diferentes etapas de sus vidas impactando consecuentemente la de la adultez, pues a través de estas expresiones artísticas, que son muy divertidas, van desarrollando capacidades como la autoestima y las relaciones sociales.

Se sabe además, que si se realizan durante los primeros años de vida y se mantienen en la adultez, genera una gran ventaja a nivel cognitivo, beneficiando el proceso de aprendizaje al aumentar la atención, el enfoque, el estado alerta, la concentración y la memoria.

Un reciente estudio realizado en Estados Unidos, arrojó que los niños pueden mejorar el aprendizaje en general, a través de la música y la danza.

Durante tres años, especialistas de siete universidades norteamericanas y canadienses estudiaron la relación entre el desarrollo intelectual y las prácticas artísticas, buscando dilucidar si las personas más inteligentes son las que prefieren estas actividades o si la danza y la música aportan al desarrollo cognitivo.

Para esto, analizaron dos grupos de personas, uno que había danzado desde niño y lo mantenían hasta ahora, y el otro que nunca se había interiorizado en el tema.

Mediante imágenes cerebrales, demostraron que quienes bailaban tenían mayor actividad en las zonas de atención, lo que está relacionado con el aprendizaje, impactando también en las habilidades motoras. En tanto, quedó también demostrado que la música tiene un gran impacto positivo al querer aprender otros idiomas, por aumentar la capacidad de enfocarse, prestar atención atención y relacionar conceptos.

Entonces podemos decir que cualquier niño o persona que se involucre en estas disciplinas artísticas podrán mejorar todo el aspecto cognitivo, tan necesarios para el aprendizaje en cualquier momento de sus vidas, y si nos enfocamos en las edades escolares tempranas ayudará a poder estar más integrado en su entorno al poder prestar más atención y así demostrar un mejor progreso académico y social.

Está comprobado que estas actividades retrasan el envejecimiento del cerebro y mejoran algo en particular que es la memoria, algo muy importante de tomar en cuenta ya que el tiempo no lo podemos detener. Entonces en la edad adulta, también debemos seguir involucrados en prácticas como éstas.

Observemos en la danza un muy buen ejemplo de coordinación de movimientos al ritmo de la música.

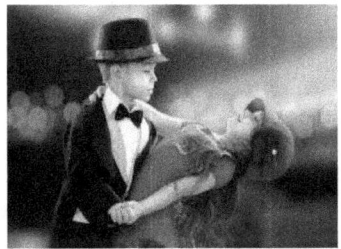

Como ves, hay otras alternativas muy prácticas y fáciles de llevar a cabo.

¡Pongámonos todos en acción!

Malabarismo, ¿Arte o Ciencia Con Secreto?

Sabemos que el movimiento es muy bueno para la salud. Veamos una manera muy especial de combinar ritmo con audición y visión

Te presento **Bal A Vis X**

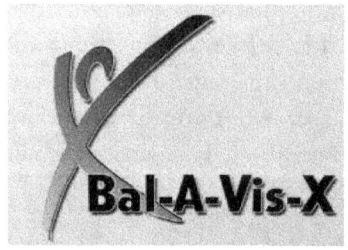

Bal-A-Vis-X, cuyo fundador es el señor Bill Hubert, es una serie de alrededor de **300** ejercicios, la mayoría de los cuales se realizan con bolsas llenas de arena y / o racquetballs, a veces mientras se está de pie sobre una tabla de equilibrio Bal-A-Vis-X.

El requerimiento es de múltiples miles de cruces de la línea media en tres dimensiones, estos ejercicios son constantemente rítmicos, con una base auditiva pronunciada, ejecutados a un ritmo que naturalmente resultan a partir de técnicas físicas apropiadas. Bal-A-Vis-X permite a todo el sistema mente-cuerpo experimentar el simétrico fluir de un péndulo, algo muy particular.

Te invito a que veas el video, al mismo le puedes activar la opción de **cc**, para su traducción al español si lo deseas, aunque básicamente el contenido relevante es visual.

https://youtu.be/_mbQv34Zs-w

En el año 2005 se llevó a cabo un estudio acerca de esta actividad. La actividad se realizó durante un período de seis meses.

El objetivo de este estudio fue determinar si el uso de una actividad con estrategia basada en el movimiento, conocida como Bal-A-Vis-X (Balance rítmico, auditivo, ejercicios de la visión) haría una diferencia en las habilidades de lectura para un grupo de estudiantes en los grados primero y segundo.

Esta diferencia estaría determinada por un aumento en la habilidad de lectura, demostrado por los resultados de exámenes escolares que los niños tomaban durante el año. Finalmente dicha eficacia fue corroborada estos exámenes.

Esta estrategia para el aprendizaje fue elegida porque utiliza el movimiento simple, al creerse que así mejoraría el funcionamiento del cerebro.

Para esto participaron del test niños de primer y segundo grado, conformando dos grupos, el grupo que tuvo la actividad de Bal A Vis X (Bavx), y un grupo de control que recibió la misma instrucción en el aula, pero no participó en Bal A Vis X.

El uso de Bavx como estrategia de aprendizaje causó un aumento en las puntuaciones de las pruebas de lectura. Entonces, la investigación demuestra que las estrategias de aprendizaje basadas en movimientos, especialmente las de Bal A Vis X, incrementan la habilidad de lectura en los niños.

Este aspecto positivo fue comprobado por el aumento en las puntuaciones del grupo Bavx en comparación con el grupo control, que no uso la estrategia, así mismo por los informes de los maestros, y por un cambio positivo en 6 diferentes tipos de comportamientos de los niños.

También, la sensación de logro experimentada por los estudiantes durante su participación, provocó un incremento de la autoestima, por la retroalimentación positiva generada, que se convirtió progresivamente en un refuerzo importante en la personalidad de cada estudiante.

Aquí hay otro video donde puedes apreciar más de esta actividad. Aunque lo relevante del video es más que nada visual, recuerda activar la opción **cc** del video para su traducción.

https://youtu.be/ODLGMPBvcIU

Hoy en día existen varias excelentes alternativas que podemos poner en práctica para mejorar muchos aspectos relacionados con la integración a ámbitos educacionales y sociales.

Bibliografía

Hubert, Bill. Bal-A-Vis-X: Balance Rítmico / auditivo / Visión / Ejercicios para el cerebro y la integración Cerebro-Cuerpo . Bal-A-Vis-X, Inc., Wichita, KS: 2001

CAPÍTULO SIETE

JUGANDO DENTRO Y FUERA DE CASA

Juegos y Juguetes sensoriales

Juegos Facilísimos Para Un Desarrollo Saludable

Los juegos sensoriales con las manos son una gran actividad para que los niños estimulen los sentidos y generen respuestas específicas a determinado estímulo, por ejemplo: a través del sentido del tacto, pueden percibir temperaturas y texturas, pero a las vez al usar las manos, se estimula el sentido de la propiocepción, ya que éste está compuesto por una serie de receptores nerviosos ubicados en las articulaciones, ligamentos y músculos que nos permiten detectar el grado de tensión y de estiramiento muscular, entonces las habilidades motoras también se benefician.

Les comparto un video de cómo hacer una plastilina casera:

https://youtu.be/d5cwReDbSiY

¿Existen juguetes, accesorios y juegos que ayuden al proceso de la integración sensorial?

Sí, hoy en día ya hay al alcance de toda la gente este tipo de elementos, mismos que usan los terapeutas en sus oficinas con todos los pacientes que asisten con un Desorden de la Integración Sensorial. Se ha comprobado que son muy efectivos si se los utiliza de una manera regular.

El proceso de la integración sensorial se produce a nivel del sistema nervioso central del ser humano. Por este proceso somos capaces de una vez recibido un estímulo a través de nuestros sentidos, tenemos la habilidad de al captar el mensaje, generar una respuesta específica, espontánea y adecuada.

Los sentidos que se estimulan son, el de la vista, la audición, el tacto, el olfato, el gusto, el propioceptivo y el vestibular (estos dos últimos son los que están relacionados a los movimientos y el balance).

Hoy quiero presentar aquí este tipo de elementos, juguetes tan particulares, la característica de ellos es que están hechos con el propósito de conseguir resultados, pues sus texturas son especiales, al igual que sus formas, tamaños, pesos y hasta pueden ser ergonómicos, o sea que son muy cómodos de sujetarlos y manejarlos porque se adaptan a la forma del cuerpo humano.

Juguetes y Juegos Sensoriales Como No Hay Otros

Quiero presentar algunos de ellos:

Un coche de diseño ergonómico, tiene un techo curvado que es también un asa de gran tamaño y que hace muy fácil su manipulación. Este juego ayuda a desarrollar la psicomotricidad fina (el agarre y la coordinación ojo-mano), la relación causa-efecto, a la vez que estimula el desplazamiento del niño.

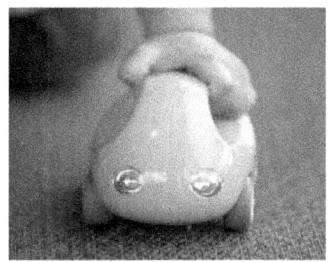

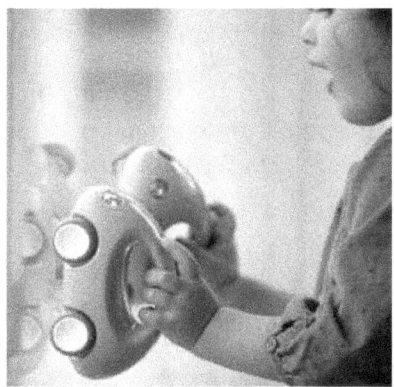

Serpiente para hombros:

Esta simpática serpiente está realizada en una tela suave muy agradable al tacto para terapias de integración sensorial. Su peso ayuda a organizar el esquema corporal, regular la conducta, controlar el estrés y mejorar la atención.

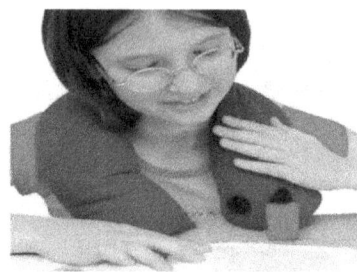

Disco para equilibrio:

Este almohadón es una herramienta ideal para el desarrollo del equilibrio corporal. Las texturas trabajan al mismo tiempo la estimulación sensorial.

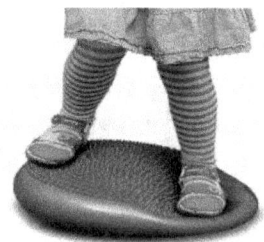

Taloneras con sonido

Estos accesorios para los pies proporcionan un estímulo sensorial propioceptivo, para facilitar y conseguir un apoyo correcto en la pisada. Cada vez que el niño apoye el talón, emitirá un divertido sonido lo que le estimulará a andar correctamente.

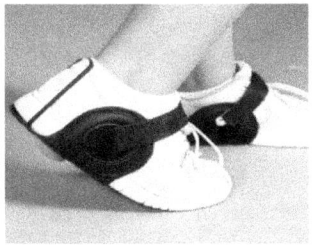

Pañuelos de colores

Gracias a sus lentos movimientos son muy fáciles de usar para trabajar el agarre, la movilidad de extremidades superiores, cruzar la línea media, el fortalecimiento de miembros superiores, el seguimiento visual.

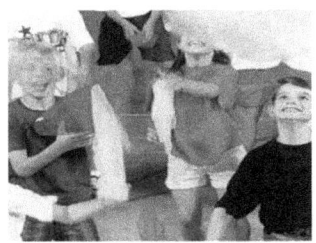

Proyector

Una gran herramienta para estimular el sentido de la vista con seguimiento de las luces en diferentes direcciones y con distintas formas e intensidades.

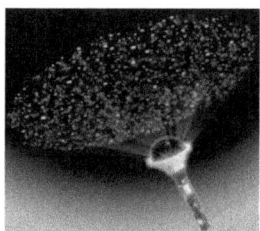

Pelotas gelatina y tipo pompón

Pelota de textura rugosa, rellena de bolitas de colores y gel no tóxico que las hace resbalar por el interior de la pelota al presionar. Es ideal para jugar a rodarla por el suelo, para propiocepción, la motricidad fina y también ayuda con problemas de regulación de la conducta y control del estrés.

Al jugar con esta pelota pompón, estirar sus púas, manipularla… y al hacerlo trabajan la movilidad y fortalecimiento de brazos y manos. Además es un gran estímulo para el sentido del tacto.

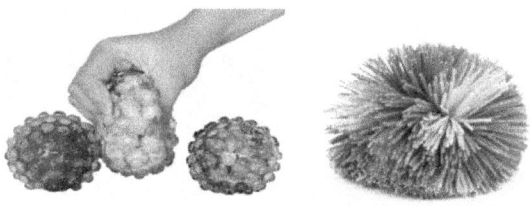

Pelota de sensaciones

Las esferas de plástico duro situadas en el interior de la pelota son un estímulo visual y auditivo, lo que hace más divertido el juego. Flota en el agua.

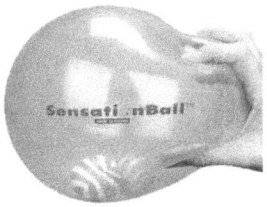

Estimulación del tacto

Su gran tamaño proporciona una superficie para palpar suficientemente grande para varios dedos. Estimula memoria y atención, el razonamiento lógico y desarrolla el sentido del tacto. Es ideal para niños con problemas de visión.

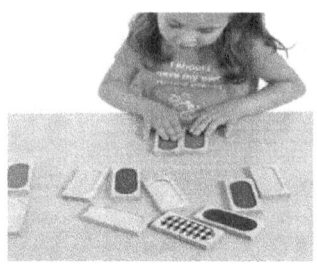

Cepillo sensorial

Cepillo para estimulación sensorial. Un gran accesorio para utilizar tanto en casa como en centros de terapia, para trabajar propiocepción.

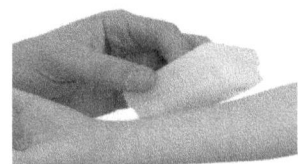

Pelota de ejercicios gigante

Esta pelota promueve la estimulación vestibular, necesaria para el equilibrio en diferentes posiciones, permitiendo regular el grado de dificultad, y el fortalecimiento del agarre funcional.

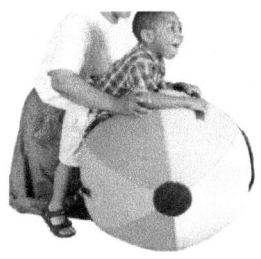

Caparazones

Un juguete diferente. Con forma de caparazón de tortuga tiene varias posibilidades de uso. Potencia el desarrollo de la imaginación de los niños, que pueden buscar distintas maneras de usarlo. Puede utilizarse como cubo, para transportar agua, arena... Para trabajar la motricidad gruesa, como montaña para escalar, un estupendo accesorio para estimulación vestibular.

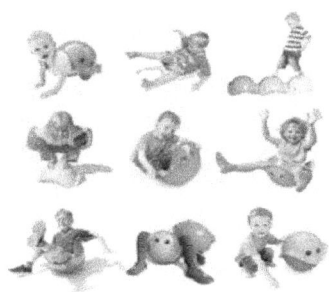

Todos estos elementos son de gran utilidad en el tratamiento de cualquier aspecto de la desorden de la <u>integración sensorial</u>.

Video Juegos, ¡gimnasia para el cerebro!

¿Crees que los juegos electrónicos pueden ayudar a los niños con trastorno de déficit de atención a aumentar la atención y concentración para las tareas que les resultan aburridas?

Aquí te presento uno de los juegos que tienen gran auge por sus tan buenos resultados.

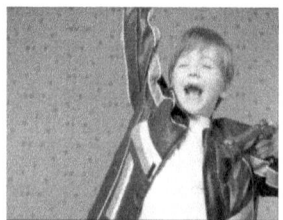

Captain's log

¡El Gimnasio Mental completo!

¡Descubra lo emocionante que es mejorar las habilidades de pensar! Sobre la base de una amplia investigación científica y experiencias en clínicas, Capitán's Log proporciona más de 2.000 ejercicios para formar veinte habilidades cognitivas diferentes.

Al mismo tiempo, se puede tratar, la conducta, la paciencia, la atención, el escuchar, el control de la respuesta y la velocidad de procesamiento mental. La profundidad del contenido ofrece una amplia variedad de tareas desafiantes para asegurar el éxito en la formación de cualquier tipo de habilidad cognitiva que se seleccione.

Los terapeutas y educadores han utilizado el juego del Capitán Log para ayudar a niños y adultos con el déficit de atención y otros problemas cognitivos desde el año 1985. El software se utiliza ahora en los 50 estados de Estados Unidos y 23 países diferentes, según el fabricante, BrainTrain con sede en Richmond, Virginia.

BrainTrain llama a este juego Capitán una "gimnasia mental computarizada", que funciona con cualquier dispositivo de control de computadora estándar, como un ratón o un teclado, o con un joystick o juego. Con más de 30 juegos y ejercicios de "entrenamiento cerebral", el ofrece una variedad de opciones para ayudar a algunos estudiantes a mejorar la concentración, la memoria y el autocontrol.

Cómo funciona

Un niño o un adulto decide qué juegos quiere jugar en base a sus necesidades. Una vez que el usuario escoge su preferencia, un juego aparece en la pantalla. El ritmo y la duración de los juegos son variados, y las distracciones visuales y de audio son incorporadas para aumentar cada vez más el desafío.

El programa avanza al siguiente nivel de forma automática cuando el estudiante ha dominado el nivel anterior. El juego del Capitan's Log genera informes para que los profesionales o los padres pueden rastrear el progreso del estudiante, y produce certificados como recompensas para los estudiantes, en la medida que van mejorando.

El Creador de este juego, Joseph Sandford, un psicólogo con estudios de programación de computadoras, originalmente desarrolló el software para ayudar a los pacientes con lesión cerebral traumática, los terapeutas pronto se dieron cuenta de que puede aumentar la atención en las personas con déficit de atención y otros.

Para obtener más información, visite la página braintrain.com. Una versión de prueba del software está disponible.

NASA. Autoridad en Video Juegos.

Los padres, terapeutas y educadores pueden elegir entre varios juegos nuevos y dispositivos en el mercado que pueden enseñar a los niños distraídos o adultos a prestar más atención.

Algunos conectan el cerebro del usuario al ordenador de casa a través de sensores de alta tecnología y permitir que la persona pueda controlar la acción en la pantalla, no con un dedo rápido o un teclado pero con sus ondas cerebrales. Sería un joystick de retroalimentación neurológica.

El uso de este método para mejorar la concentración no es una idea nueva. Los terapeutas han utilizado la tecnología desde hace décadas.

Algunos juegos usan la tecnología de la NASA (National Aeronautic Space Administration), que mide las ondas cerebrales de los pilotos, cuando utilizan los simuladores de vuelo. Hoy en día, los expertos en psicología y de tecnología están encontrando nuevas maneras de vincular el cerebro con un ordenador, y los fabricantes están creando softwares y equipos diseñados para usuarios domésticos.

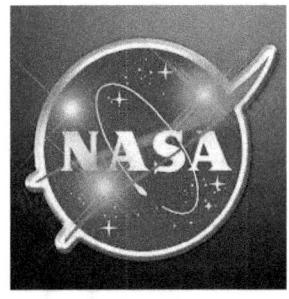

"Los juegos tienen el potencial de aumentar la resistencia, el mantenimiento de la atención", dice Kessler Rohn, Ph.D., de Boca Ratón, Florida, que trabaja con niños con déficit de atención. "No son una solución rápida o una solución de un solo paso, pero he visto a niños distraídos aumentar su capacidad de concentración."

S.M.A.R.T. Braingames

El sistema S.M.A.R.T Braingames convierte cualquier video casero o juego de ordenador en un dispositivo de retroalimentación neurológica.

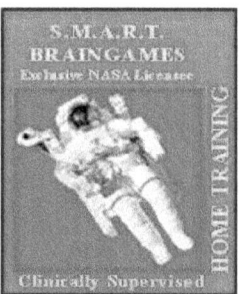

Utilizando la nueva tecnología desarrollada por la NASA, Este sistema incluye un dispositivo inalámbrico, y un controlador de mano. Se ve y funciona como cualquier otro dispositivo de juego, con una excepción, que recibe señales de ondas cerebrales de los auriculares que tiene puesto el jugador.

Cómo funciona:

El auricular rastrea la frecuencia de las ondas cerebrales del usuario mientras juega. Cuando el jugador exhibe patrones de baja frecuencia durante, digamos, una carrera de autos en la pista, el coche frena y otros coches lo pasan. Eso hace que llame su atención, por lo que se concentra, produciendo ondas cerebrales de mayor frecuencia. Su coche, acelera – lo que significa un refuerzo positivo para su cambio cerebral. La idea es que el patrón de frecuencia más alta continuará, incluso después de que los niños dejan de jugar el juego.

Pruebas de tecnología de la NASA mostraron que funciona tan bien como equipo de retroalimentación neurológica tradicional utilizado en las clínicas, pero con un giro importante, a los niños les gusta más!

La principal diferencia que se ve entre los grupos, es la motivación, los niños en el grupo de videojuegos disfrutan de las sesiones, y es más fácil para los padres el conseguir que acudan a la clínica, dijo Olafur Palsson, Ph.D., de la Escuela de Medicina de Virginia en Richmond, un co-inventor del sistema de la NASA. Los juegos que implican movimiento constante, como conducir un coche o volar un avión, son los mejores.

No usar la naturaleza es negligencia

¿Piensas que la naturaleza puede tener un rol en ayudar a sentirnos más integrados?

¿Sabías que tienes alternativas muy poderosas y que además son muy fáciles y hasta gratis?

¡La respuesta es Sí!

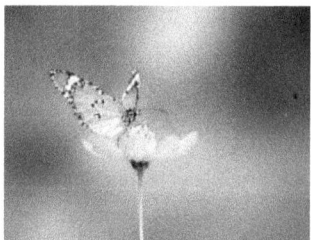

Una dosis de naturaleza ayuda en gran porcentaje a que tengamos un estado de alerta más alto

El déficit de atención en niños podría provenir de muchas fuentes diferentes, ya sea del desequilibrio neurotransmisor, de un desorden de la integración sensorial, deficiencias nutricionales, traumas, toxinas ambientales o predisposiciones genéticas. Lo que la mayoría de los médicos, o la gente en general, no tienen en cuenta, es el de no pasar suficiente tiempo en la naturaleza.

Un artículo publicado en la Revista Panamericana de Salud Pública analiza el uso de la naturaleza como tratamiento para el Déficit de atención con hiperactividad, allí se exponen datos de estudios hechos con gran detalle.

La intención del trabajo fue determinar si los niños mostraron una reducción de los síntomas de la condición, al participar en diversas actividades dentro de un escenario al aire libre y verde, como un parque, una granja, un patio con plantas o un espacio abierto del barrio.

La realidad actual implica una gran cantidad de niños sentados a las computadoras, teléfonos o simplemente mirando televisión, pasando mucho tiempo adentro y respirando en un ambiente encerrado donde existe una calidad de aire muy pobre y que les hace enlentecer cualquier actividad cognitiva conductual, por lo tanto esto interfiere con sus participaciones en los diferentes ámbitos de aprendizaje, comunicación e interacción, lógica, etc. a los que a diario tienen que enfrentar y que necesitan responder adecuadamente.

¿qué podemos hacer para crear un buen balance?

He aquí algunas maneras para incorporar la naturaleza en las rutinas:

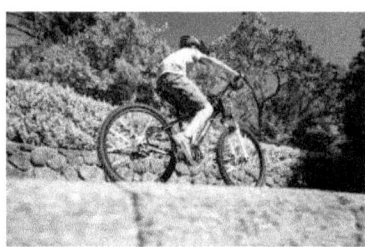

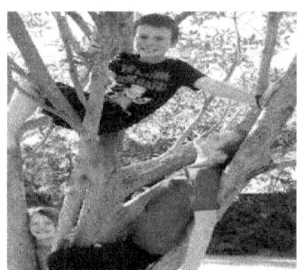

Guía de actividades fuera de la casa:

- Toma un paseo de 20 minutos al aire libre antes de comenzar la tarea. Toma una ruta que ofrezca muchas oportunidades para ver e interactuar con un entorno natural y verde.

- Pon el área de estudio de tu hijo donde pueda ver el cielo, árboles y otra vegetación mientras está haciendo su tarea escolar.

- Hagan salidas al aire libre frecuentes en los fines de semana y días festivos, como caminatas, camping, pesca, natación y visitar casi cualquier cuerpo de agua incluyendo océanos, arroyos, lagos y ríos.

- Disfruten de paseos en bicicleta a través de senderos naturales en las tardes y los fines de semana.

- Crea un ambiente tranquilo en su casa con la música inspirada en la naturaleza, peceras y un montón de plantas donde el niño pueda sentarse tranquilamente a leer y estudiar.

- Excursiones de fin de semana a las granjas locales, jardines comunitarios, jardines botánicos.

- Cultiva un jardín en el patio. Enséñales a plantar y cuidar las semillas o plantitas pequeñas, fáciles de cultivar, incluyan plantas que den flores y frutos, pueden ser aromáticas como la menta y otras hierbas.

- Fomenta el juego imaginativo. Crea fortalezas, castillos y ciudades entre los matorrales y arbustos en un patio o en un lugar seguro del barrio donde, si están solos, sean monitoreados con facilidad por adultos responsables.

- Anima a tu hijo al juego no estructurado incluyendo saltos en montones de hojas, trepar a los árboles, etc.

- Que puedan tocar con los pies y manos la arena, el barro, la nieve y el agua, siempre en un entorno natural seguro.

Ya tienes muchas ideas que puedes empezar a implementar, ahora a salir al aire libre y a disfrutar del aire fresco!!!

¡Las salidas y las vacaciones felices!

Vamos al Cine, Ahora Sí es Diferente

¿Sabías que hay salas de cines hoy en día que se dedican un tiempo del mes a tener funciones de películas totalmente amigables?

¡Ir al cine ahora sí es diferente!

¡Así es!

En estas funciones los niños pueden disfrutar de películas regulares de Disney u otras aptas para su edad, con real consideración, pues los efectos de sonidos y las luces están disminuídas para que no haya demasiada en la sala.

Son una gran manera de pasar tiempo con sus hijos para construir recuerdos de actividades y eventos divertidos.

AMC (sala de cines) y la Sociedad de Autismo de América, han unido sus fuerzas para ofrecer películas amigables para las familias afectadas por el autismo, problemas de integración u otras condiciones y así tener la oportunidad de llevar a sus hijos a un ambiente confortable.

Las luces están semi- encendidas

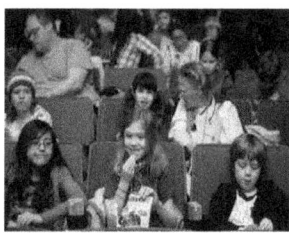

Durante las proyecciones especiales las luces de la sala se mantienen encendidas, que es un gran alivio por si tiene miedo a la oscuridad o para el que le gusta pasear sin tropezar, porque el público no tiene que quedarse quieto, ellos son libres de ¡caminar, moverse y bailar! Si son sensibles a sonidos fuertes, no saltaran de su asiento porque no ocurrirán estruendos o explosiones repentinas. También se puede entrar con bebidas o comidas que se alinean con las necesidades dietéticas especiales.

Además de permitir que las familias tengan un día juntos, las películas también dan a los niños una experiencia en común con todos sus amigos, esto les da la oportunidad de conexión social.

Cada proyección mensual se lleva a cabo por la mañana y el precio de la entrada está reducido.

Algunas de las películas que se mostraron

- How to train your dragon   (Cómo entrenar a tu dragón)

- Muppets most wanted   (El Muppet más buscado)

- Book of life   (Libro de vida)

- Lego the movie   (La película de Lego)

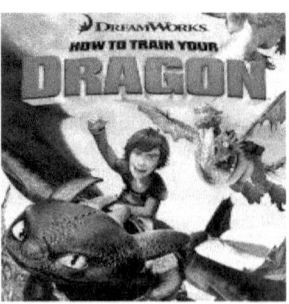

Espero que esto les haya dado una gran idea de cómo pasar un día de cine todos juntos y si estas funciones no se ofrecen en su ciudad, entonces pueden tomar la idea para saber cómo las salas para actividades deben ser preparadas.

También puede proponer en los cines de su ciudad que empiecen a tener este tipo de "películas especiales", siempre todo comienza con una idea.

Guía para Ir a Disneylandia Sin Llantos

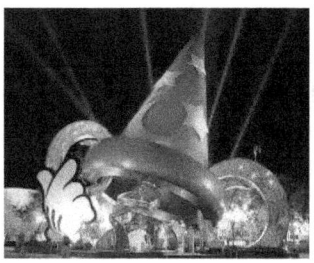

¿Cómo hacer para que un niño con desorden de la integración sensorial esté listo para un viaje de familia a

Disneylandia u otro parque de diversión? Descubre 19 pasos muy simples.

He decidido publicar esta guía práctica, porque como madre que ha visitado con su hija varios lugares de mucha actividad, he aprendido a cómo disminuir ansiedades en momentos de mayor estimulación sensorial.

Un niño con dificultades de procesamiento sensorial, va a necesitar protección para tanta estimulación, y así, el viaje no sea traumático para él ni para toda la familia.

Todos estos pasos son muy aplicables para visitas a cualquier tipo de lugar lleno de gente con mucha estimulación sensorial, como el que se sea empujado, o haya mucho ruido, música, estruendos con cantidad exagerada de luces y demasiado movimiento, tanto de su propio cuerpo en diferentes actividades o juegos, como también los que pasan alrededor de él.

Aquí hay algunas recomendaciones previas al viaje:

- Trate de programar su viaje con su familia durante la temporada baja.

- Considere la posibilidad de permanecer un día más y hacer todos los días en el parque, más cortos (con niños pequeños es mejor días más cortos).

- Prepararlo a través de fotografías y un video promocional que habla de Disneylandia.

- Explíquele cómo será ir a través de la puerta principal, hablándole acerca de todas las personas que van a caminar alrededor (como en el centro comercial).

- Hable acerca de los personajes que están en Disneylandia o el lugar de visita, pero dígale que él sólo puede ver algunos de ellos porque no todos están ahí todos los días, esto es importante para los niños en general, ya que toman muy en cuenta lo que uno les dice.

- Si su ciudad tiene una actividad manuales al aire libre con juegos de competencias y destrezas, o un parque de diversiones, lleve a su hijo allí y explíquele que Disneyland es así, excepto más grande y más ruidoso.

- Deje que le ayude empacar su mochila o equipaje para viajar para esto puede empezar con días de anticipación y así todos se haciendo familiar.

- Si los miembros adicionales de la familia van, asegúrese de hablar con ellos acerca de las necesidades de su hijo para que puedan entender cuando tiene que salir de repente de toda una conmoción.

- Recuerde: Hay una línea muy fina entre la conversación de preparación y hablar del viaje demasiado. Tenga cuidado de no construirlo tanto que si no resulta de la forma en que usted dijo que sería, su niño se sienta defraudado.

- Es muy importante que lleve anteojos de sol y tapones suaves para los oídos es muy útil si lleva extra en caso de que se extravíen u olviden en algún lugar. Una de las mayores dificultades de los niños sensibles sensorialmente, es que en un lugar como Disneylandia están manejando mucha información auditiva y visual que viene de todos lados y todos es a la misma vez.

- Al llegar a lugar, trate de ubicar rápidamente un par de puntos que usted y su hijo pueden usar para escapar por si se siente abrumado. Hágale saber que ya saben donde están esos lugares seguros. Los mejores lugares tranquilos son los restaurantes con dos plantas o con mesas alejadas del centro del restaurante y así poder tomar una bebida para un descanso.

- Evite los juegos que implican una gran cantidad de movimiento junto con la información visual y auditiva (montañas rusas de tipo túnel). Si su hijo insiste, asegúrese de tener los tapones para los oídos listos.

- Lleve caramelos masticables agrios, por si comienza a transpirar y tiene náuseas, esto puede aliviar parte de esta reacción.

- Considere la posibilidad de llevar su camisa o chaqueta favorita (sin importar el tiempo). Esto podría ser su "escape", darle confort, cuando él lo necesite.

- Si usted puede, considere la estancia en uno de los hoteles en el campo del parque, así tendría un lugar cercano para llevar a su hijo si necesita salir del parque en el medio del día.

• Considere la posibilidad de traer algunos juguetes de alivio para apretar, estrujar en caso de que tenga momentos de frustración o enojos.

• Ponga todo el "equipo de emergencia" (<u>cosas sensoriales</u>) en una mochila pequeña y deje que su hijo sepa lo que hay adentro.

• Asegúrese de seguir algunos de los ejercicios sensoriales que él hace todos los días en casa.

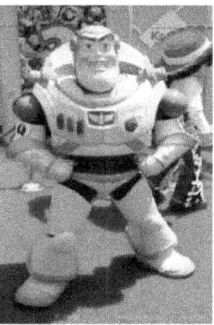

Además de los niños, algunos puntos pueden ser usados por cualquier persona, ya que hay veces que los padres o cualquier adulto, también, necesitan un escape en un ambiente de tanta estimulación.

Espero de corazón que este libro sea una buena guía para vivir mejores momentos, y conservar recuerdos hermosos e inolvidables para ti, el niño y toda la familia.